VASECTOMY REVERSAL

MANUAL OF VASOVASOSTOMY AND VASOEPIDIDYMOSTOMY

精道复通

输精管吻合术与
输精管附睾吻合术实用手册

Sheldon H. F. Marks

（谢尔登·H. F. 马克斯）

著

陈慧兴 ｜ 陈向锋

译

Philip S. Li（李石华）

主审

上海科学技术出版社

图书在版编目（CIP）数据

精道复通：输精管吻合术与输精管附睾吻合术实用
手册 /（美）谢尔登·H.F.马克斯
(Sheldon H. F. Marks) 著；陈慧兴，陈向锋译.
上海：上海科学技术出版社，2025. 1. -- ISBN 978-7
-5478-6959-8

Ⅰ. R699.8-62

中国国家版本馆CIP数据核字第20249JM284号

First published in English under the title
Vasectomy Reversal: Manual of Vasovasostomy and Vasoepididymostomy
by Sheldon H.F. Marks
Copyright © Springer Nature Switzerland AG, 2019
This edition has been translated and published under licence from
Springer Nature Switzerland AG.

上海市版权局著作权合同登记号 图字：09-2020-148 号

精道复通：输精管吻合术与输精管附睾吻合术实用手册

Sheldon H. F. Marks（谢尔登·H. F. 马克斯）　著

陈慧兴　陈向锋　译

上海世纪出版（集团）有限公司
上海科学技术出版社　出版、发行
（上海市闵行区号景路159弄A座9F-10F）
邮政编码201101　　www.sstp.cn
上海光扬印务有限公司印刷
开本 720×1000　1/16　印张 8.5
字数 150千字
2025年1月第1版　2025年1月第1次印刷
ISBN 978-7-5478-6959-8/R·3168
定价：118.00元

本书如有缺页、错装或坏损等严重质量问题，请向印刷厂联系调换

内容提要

    本书由国际精道复通专家 Sheldon H. F. Marks 医生撰写，共 14 章，从显微外科学的角度系统讲述了输精管吻合术和输精管附睾吻合术的指征、术前检查、成功率预测、术前谈话要点、手术准备、主流术式、术中分解步骤（配插图）、术后并发症、护理要点、手术失败的补救措施及特殊情况下的处理意见和建议等，体现了 Marks 医生 30 余年的临床显微外科经验和手术技巧。

    本书配有大量精美的手术图片，具有较高的可读性和实用性，是一本不可多得的临床参考手册，适合广大临床一线的泌尿外科、生殖科和男科医生参考和阅读。

致　谢

　　感谢所有在过去几十年中给予我巨大帮助的人：我的导师、同事和员工们，他们让我拥有写这本书的知识和技能；尤其感谢我的家人，他们容忍我占用大量的家庭时间，在无数个周末、夜晚，甚至是假期，允许我在笔记本电脑上疯狂地打字、写草稿，并将影印的文章堆满整个房间。在此，我还要感谢 Page、Matthew、Jordan、Ally、Caroline、Libby，以及我的父母 Merton 和 Radee，无论是在世的还是已故的，你们所有人每天都激励着我，促使我变得更优秀，并且有所作为——这也是我写本书的原因。

中文版前言

美国的 Sheldon H. F. Marks 医生结合他 30 余年的临床一线显微外科经验撰写了《精道复通：输精管吻合术与输精管附睾吻合术实用手册》(*Vasectomy Reversal: Manual of Vasovasostomy and Vasoepididymostomy*)。本书详尽描述了精道复通显微外科学中的诸多重要手术细节，并配有大量的精美手术图片，逐步讲解手术技术，是一本不可多得的临床参考书。

本书系统讲述了输精管吻合术（vasovasostomy，VV）和输精管附睾吻合术（vasoepididymostomy，VE）的指征、术前检查、成功率预测、术前谈话要点、影响因素、手术准备、主流术式、术中分解步骤（配插图）、术后并发症、护理要点、手术失败的补救措施及特殊情况下的处理意见和建议等，并对精道复通的未来发展做了展望。

更难能可贵的是，本书始终向读者传递着重要的理念，即基础显微外科培训的重要性。作为一名显微外科医生，应将精道复通视为"state-of-the-art techniques"（行业内顶级手术），书中 Marks 医生反复强调了医疗的至高理念——患者安全，反复指出"严格的显微外科训练应该在实验室进行，而不是在信任你的患者身上进行"。

总之，Marks 医生编著的这本书指导性、实用性均很强，且对目前输精管吻合术和输精管附睾吻合术相关文献做了中肯的总结与评述，并有作者自身经验的分享与剖析，无论是初学者还是有经验的泌尿外科与男科医生均可从本书中获益。

译　者
2024 年 9 月

英文版前言

　　在泌尿外科医生施行的所有术式之中，精道复通术使男性获益最多，但技术上也最具挑战性。输精管结扎术一直是美国泌尿外科常见的手术操作之一，且随着男性健康意识的增强和显微外科复通技术的不断进步，精道复通的需求也在不断增加。多达 6% 的男性在输精管结扎术后改变初衷，选择精道复通。精道复通术也是输精管结扎术后男性恢复其生育力最为经济且有效的方法。然而，令人遗憾的是，大部分医生甚至泌尿外科医生仍不知晓：显微外科技术的新进展使得精道复通手术成功率高达 99.5%。

　　具有不同培训经历的泌尿外科医生运用各自的技能和经验实施精道复通手术，这使得讨论精道复通术的总体成功率变得十分困难。事实上，大多数精道复通的病例是普通泌尿外科医生偶尔碰到并为其完成的，这些医生所使用的各种技术虽源自其既往的显微外科培训，然而，这些培训是在数年甚至数十年之前完成的。与医学上的其他外科手术技术一样，精道复通术经过显微外科医生多年的精进可使手术的并发症更少、成功率更高。

　　本书聚焦于精道复通术的最前沿，以及本人在执行此术式时的诸多改进、技术要点及相关决策。

　　在现有的文献中，与精道复通主题相关的数据相对匮乏，且缺少技术原理及统一的终点定义。故此，诸多推荐的治疗方法和专业的精道复通技术主要基于领域内国际权威专家的意见。即使是经验丰富的精道复通专家也会不满足于现状，新的想法和手术技巧层出不穷，每位显微外科医生都愿将其融入各自的技术之中，从而提高手术成功率。在所有的改进中，术者会发现有些适用于自己，并且可以融入自己的临床实践中，而有些可能无法如预期那样使自己受益。

　　学习和精进源自每一次实践。自以为是会使医生在面对新的挑战时措手不及，并陷入前所未有的困境。每时每刻的实践都用来改善和微调手术技巧，迎接新挑战，为男性患者提供比以往更好的治疗。然而，几乎每周，本人都会遇到令人沮丧的情况，即显微镜下输精管液模棱两可的结果无法准确提示应该使用哪种技术进行精道复通；在医生自认为术前可以准确判断哪种术式是合适的时候，可能会惊奇地发现：一位输精管结扎术后仅 3 年的男性的输精管液，如牙膏样稠厚且没有精子，明确提示存在附睾梗阻；而另一位结扎了 28 年的老年男性的输精管液中，左右两侧均发现了运动精子。近年来，许多男性使用的睾丸激素、草药及辅助药物均可能对生精产生不良作用，这使得临床决策变得愈加困难。

　　本人也非常想了解哪些理念和观点帮助了您的临床实践。如果您对本书有任何意见或建议，抑或您有任何想法、技巧或手术诀窍，也希望您可以与本人分享，以便于后续的修订，同时，本人也可以将其借鉴到自己的技术之中。

Sheldon H. F. Marks

University of Arizona College of Medicine

International Center Vasectomy Reversal

Tucson, AZ

USA

目　录

第一章

引言：本书宗旨

Introduction: The Purpose of This Book

在许多期刊论文和教科书中，都有关于精道复通的精彩综述和技术指南。但是，到目前为止，没有一本书深入地讨论显微输精管吻合术（vasovasostomy, VV）和显微输精管附睾吻合术（vasoepididymostomy, VE）中的每一步细节，即从最开始到结束应该如何正确地操作，以及这些操作为何能够达到最好的结果。由于培训课程的时间及复通技术文章篇幅的限定，学者们只能强调显微精道复通之中的数个重点及关键步骤。为了弥补这一缺憾，笔者编写此书。本书回顾了笔者每天实施 VV 和 VE 的决策思路和每一步的手术技巧、心得、诀窍及要点。本书的目的并不在于说服读者仅有一种正确的精道复通手术方法，也不在于强调具体争论的对错，更不是提供精道显微复通手术的详细历史，本书也不会向读者介绍显微外科基本技术或技巧。这是一本记录医生临床实践的实用工作手册，它总结了笔者几十年来治疗数以千计真实病例的实践经验和教训。衷心希望读者能从中领悟一些有用的想法或要点，并将其融入自身的复通技术中，从而提高其精道复通的手术技能，优化操作步骤，从而不断精进。本书也阐述了笔者医疗决策背后的逻辑依据，如何处理精道复通术中常见或不常见的挑战和困境，以及术后护理的关键和要点。

我是谁，为什么我有资格撰写关于精道复通技巧的书

众所周知，在读书、参加讲座或课程的时候，听众或读者最初的疑虑总是："这个人是谁？为什么他有资格让我听信他的观点？"

为了回答这个问题，笔者在这里简要做一下自我介绍。在全职从事精道复通术 30 余年的实践中，笔者已经完成了数千例的精道复通手术。30 多年前，笔者在明尼苏达州罗切斯特的梅奥诊所完成普通外科的训练，随后在波士顿的塔夫茨

S. H. F. Marks, *Vasectomy Reversal*,
https://doi.org/10.1007/978-3-030-00455-2_1

大学 / 新英格兰医学中心完成泌尿外科的培训。在从事泌尿外科工作初期，由笔者实施的精道复通手术取得了非常高的成功率，再加上笔者对显微外科的热爱，促使笔者迅速投身于精道复通领域之中。

11 年来，笔者有幸和 Robert Oates 博士参与 Peter Schlegel 教授建立的 AUA 研究生课程，传授精道复通手术的心得和技巧。笔者还在 Mark Sigman 博士和 Peter Chen 博士的领导下，执教过美国生殖医学学会（ASRM）的显微外科实践课程，也有幸在男性生殖研究协会（SSMR）和美国男科学会（ASA）上参与 VV 和 VE 的圆桌讨论会。大约 15 年前，笔者接纳了才华横溢的 Peter Burrows 博士，他毕业于南加州大学和俄亥俄州州立大学医学院，并且在克利夫兰诊所完成实习医生训练，在贝勒大学与 Lipshultz 博士一起完成了专科医生的训练。从那以后，Peter Burrows 博士和笔者几乎每天都为来自美国各州及全球 78 个国家的男性实施精道复通术。

编写本书的动机

本书回顾了笔者实施 VV 和 VE 中的决策路径及每一步的手术技巧、心得、诀窍及要点。随着年资的增长，笔者逐渐意识到，这几十年内从成千上万的患者身上学到的诸多经验终将被遗忘。几位同事鼓励笔者从繁忙的全职精道复通手术中挤出时间编写本书，分享这些心得和理念，进而帮助其他医生实施精道复通手术。本书提供了一个传递笔者毕生所学的平台，这些知识通常是从尝试与失败，抑或与他人合作和交流中得来。笔者希望读者以本书的观点和进展为基础，挑选适合自己的方法，从而改进精道复通男性的治疗方法与结局。

如何使用本书

如果您已经完成了足够多例的精道复通手术，那么您可能不同意本书中的一些观点或看法。无论您采用何种技术，关键手术原则和细心的护理都是适用的。据笔者所知，每位专家的精道复通手术均略有差异，但都是在相同原则下的各种演绎。对于一些经验丰富的泌尿外科医生来说，您可以跳过书中的许多步骤，而对于其他医生，这些步骤可能会有所帮助。希望您能从本书中发现有用的想法或观点，并尝试将其融入自己的技术中。同样，您也可以不认同笔者的做法、理念或方法，因为您已有适合自身的技巧，并且也具有良好的疗效。本书的目的是描述笔者的操作，以及笔者如何处理常见或复杂的病例，以便使有价值的部分能为您所借鉴。与您使用任何说明或手册的态度一致，对本书您也应取其精华、弃其糟粕。本书也可能会有一些您认为近期用不到的观点，但总有一天或许您会发现，这些观点有助于您克服意想不到的困难。

本书读者对象

本书适用于任何想要提高精道复通手术技巧、技能和知识的泌尿外科医生。一直尝试在以往的基础上不断改进是个不错的主意。无论您处在职业生涯的哪个阶段，明智的做法是分析别人如何做您所做的事情，审视是否有任何有用的想法或见解值得借鉴。多年来，笔者在实践中也经常吸收其他人的意见和建议。在某一刻，您自认为已洞悉一切，随后，下一个病例会一如既往地提醒您——学无止境。

本书未涵盖的内容

本书并不是关于精道复通所有术式的综合性学术论文。大量优秀的著作和综述可以提供显微手术的详细历史、如何显微打结，以及梗阻性附睾小管组织学等方面的知识。

您的建议、指正或提示

不断学习和改进技术的渴求是笔者的原动力。如果您有任何诀窍、提示、想法或希望更正书中的错误，请直接与笔者联系（shfmarks@gmail.com），以便于我们在将来的修订版本、讲座或课程中增补和修正。更为重要的是，笔者也可以改进并发展自身的技术，从而调整治疗方法，改善结局。

致谢

在国际精道复通领域内的所有泌尿外科医生都应该非常感谢那些努力工作并致力于推进泌尿显微外科技术和理念的先辈们。虽然有些先辈已然逝去，但健在的人无论长幼，仍然积极地为我们每天使用的精道复通知识体系做出贡献。无论在过去、现在，还是未来，少数先辈开拓的方法及改进的技术使我们能够为男性提供更好的医疗服务。

众所周知，执行所谓"简单"的精道复通手术其实并不容易，它仅仅比更为困难的精道复通手术稍微容易一些。借用一句名言，优秀的精道复通医生的座右铭应该是——"最容易的复通术永远是昨天的复通术"。

第二章

谁需要精道复通

Who's a Candidate for a Vasectomy Reversal?

适合精道复通术的男性包括任何希望输精管复通以恢复生育能力的相对健康的男性，其中绝大部分为输精管结扎术后的男性。医源性损伤输精管也是精道复通术的适应证，最常见于既往有成年或儿童期腹股沟疝修补术史的男性。如果男性精道复通的目的是恢复生育力，那么必须告知夫妻双方潜在影响精道复通结局的诸多因素，如男性的健康状况、年龄、生活方式、既往生育力，以及女方年龄、健康状况和女方生育力等。精道复通术禁忌证包括控制不佳的高血压、糖尿病或无法停用抗凝剂等。此外，如何使男性及其伴侣对于输精管吻合术（VV）或者输精管附睾吻合术（VE）后的恢复时间及结果拥有适当期望值也十分重要。

精道复通术的适应证

大部分精道复通术的目的是使输精管结扎术后的男性恢复生育力。多数男性在离婚或配偶逝世后拥有新的女性伴侣继而有生育要求，少部分男性渴望与同一伴侣再次生育，进而要求精道复通[1, 2]。要求精道复通的具体原因不胜枚举，如在失去孩子后再次渴望拥有亲生子代及恢复自身机体情绪或者恢复他们的"气"。另外，有些男性表现为无精子症，一部分可能是在开腹或腹腔镜下腹股沟疝修补术中有意地或医源性损伤了输精管[3]，另一部分则可能表现为特发性附睾梗阻[4]。

女方因素

对我们中心 3 400 多例男性进行回顾性分析表明：近数十年来，女性伴侣的平均婚育年龄并未增加[5]。然而，因生育目的而行精道复通术时，我们必须考虑女性伴侣所有潜在的生育问题，如年龄、健康状况、用药史、生活方式和排卵状况。如果有任何问题或疑虑，或者伴侣为高龄产妇，那么我们通常建议其首先咨询生殖内分泌专家，明确其拥有生育能力后，再为男方执行精道复通术才是恰

© Springer Nature Switzerland AG 2019
S. H. F. Marks, *Vasectomy Reversal*,
https://doi.org/10.1007/978-3-030-00455-2_2

当的选择。

精道复通与体外受精

相较于显微取精后的体外受精（IVF）和卵胞质内单精子注射（ICSI），显微精道复通术在恢复男性生育力方面风险小、成本低。尤其适用于配偶条件较好的男性，配偶条件包括年龄较轻、健康、既往有生育能力，以及无任何需辅助生殖技术干预的输卵管性或其他妇科疾病。此外，精道复通术并不会对女方和子代带来额外风险[6-8]。

输精管结扎术后疼痛综合征

对于严重持续的输精管结扎术后疼痛综合征（post-vasectomy pain syndrome, PVPS）来说，保守措施或观察等待往往疗效不佳，而精道复通术则是一种有效治疗方法。大多数男性在精道复通术后表现出疼痛显著消退甚至完全消失，这一效果可能是因为去除了痛性精子肉芽肿，也有可能是因为恢复精液流动而消除了慢性充血性附睾炎。与其他破坏正常结构的侵入性治疗 PVPS 的方法不同，精道复通术是唯一通过重建的方式促进康复的治疗方法[9-13]。

─────────────── 参考文献 ───────────────

［1］Dickey RM, Pastuszak AW, Hakky TS, Chandrashekar A, Ramasamy R, Lipshultz LI. The evolution of vasectomy reversal. Curr Urol Rep. 2015; 16(6): 40.

［2］Herrel L, Hsiao W. Microsurgical vasovasostomy. Asian J Androl. 2013; 15(1): 44-8.

［3］Schulster ML, Cohn MR, Najari BB, Goldstein M. Microsurgically assisted inguinal hernia repair and simultaneous male fertility procedures: rationale, technique and outcomes. J Urol. 2017; 198(5): 1168-74.

［4］Peng J, Yuan Y, Cui W, Zhang Z, Gao B, Song W, Xin Z. Causes of suspected epididymal obstruction in Chinese men. Urology. 2012; 80(6): 1258-61.

［5］Rehmer JM, Sayles H, Perkins A, Gustin SL, Marks SH, Deibert CM. Female Partner Demographics of Men Seeking Vasectomy Reversal. American Society of Reproductive Medicine Annual Meeting, Salt Lake City, Utah, 2016.

［6］Lee R, Li PS, Goldstein M, Tanrikut C, Schattman G, Schlegel PN. A decision analysis of treatments for obstructive azoospermia. Hum Reprod. 2008; 23: 2043-9.

［7］Chan WS, Dixon ME. The "ART" of thromboembolism: a review of assisted reproductive technology and thromboembolic complications. Thromb Res. 2008; 121(6): 713-26.

［8］Huang B, Hu D, Qian K, Ai J, Li Y, Jin L, Zhu G, Zhang H. Is frozen embryo transfer cycle associated with a significantly lower incidence of ectopic pregnancy? An analysis of more than 30,000 cycles. Fertil Steril. 2014; 102(5): 1345-9.

［9］Leslie TA, Illing RO, Cranston DW, et al. The incidence of chronic scrotal pain after vasectomy: a prospective audit. BJU Int. 2007; 100: 1330-3.

［10］Tandon S, Sabanegh E Jr. Chronic pain after vasectomy: a diagnostic and treatment dilemma. BJU Int. 2008; 102: 166-9.

［11］Myers SA, Mershon CE, Fuchs EF. Vasectomy reversal for treatment of the post-vasectomy pain syndrome. J Urol. 1997; 157: 518-20.

［12］Sinha V, Ramasamy R. Post-vasectomy pain syndrome: diagnosis, management and treatment options. Transl Androl Urol. 2017; 6(Suppl 1): S44-7.

［13］Smith-Harrison LI, Smith RP. Vasectomy reversal for post-vasectomy pain syndrome. Transl Androl Urol. 2017; 6(Suppl 1): S10-3.

第三章

预测精道复通术的成功率

Predicting Reversal Success

针对具体的男性而言，术前难以准确地预测其精道复通术的成功率。详尽的病史和完善的体检对评估手术成功率的价值十分有限。大多数专家认为，精道复通术的成功率主要取决于显微外科医生的专业知识和技能。经验最为丰富的医生可以在并发症发生率最低的前提下，达到 99.5% 的复通成功率。手术获得成功的另一关键因素是术中宏观和微观上对输精管液的准确判读，从而正确选择实施输精管吻合术（VV）或输精管附睾吻合术（VE）。

众多因素均影响精道复通术及其成功率，包括医生可控的因素和精道复通男性的因素[1-4]。知晓这些因素可让外科医生调整其中的可控部分。当然，许多因素无法控制，如男性患者的年龄、输精管结扎术后时间、既往生育史及手术史。本节将讨论众多与医生和精道复通男性均相关的影响因素，而这些因素可能潜在影响术中的判读及复通的成功率。

术前咨询

当讨论精道复通术潜在的成功率时，外科医生诚实地面对自身的经验、既往的训练和成功率是十分重要的。

在与男性讨论 VV 与 VE 的成功率时，医生通过精道梗阻时间及其相关因素告知其术后精道复通及其伴侣妊娠的概率是很重要的[5]。就笔者个人而言，笔者会与男性讨论自身认同的精道复通术的利弊、体外受精的可能性，并经常为男性提供笔者所知道并尊重的诸多本地复通专家的姓名。

精道复通成功的定义

在已发表的文献中，精道复通成功的定义并不完全一致，故此，难以相互

© Springer Nature Switzerland AG 2019

S. H. F. Marks, *Vasectomy Reversal*,

https://doi.org/10.1007/978-3-030-00455-2_3

比较精道复通技术及其决策水平。最恰当的衡量精道复通成功的标准是：术后精液中重现足够数量的前向运动精子。我们中心精道复通的标准是：术后男性射出的精液中，运动精子的数量超过 1 000 万个，尽管许多男性术后精液质量低于这个水平，但仍可以使其伴侣自然受孕。当然，也有许多医生把运动精子数量超过 100 万个作为精道复通术成功的标准[6-8]。

许多男性甚至某些医生认为受孕是衡量精道复通成功的一个标准，但事实并非如此。即使成功的精道复通术后男性的精液参数良好，受孕仍依赖于许多独立的女性和男性因素。包括女性的年龄、健康状况、排卵状态、体重、男性的健康状况、药物、睾酮替代疗法、生活方式的选择及以往的生育能力等。并且，以上因素既可以单独又可以联合地发挥作用。

复通成功率有多高

在不同种类的精道复通手术中，VV 术后男性射出的精液中重现活动精子的概率可高达 99.5%，VE 可高达 70%～90%。当然，如果复通失败的话，统计学上的成功率对于复通失败的夫妇来说毫无意义，男性精液中仍没有精子或精子数量不足。同样令我们感到沮丧的是那些复通成功，但由于其他因素而无法妊娠的夫妇。与男性交谈时保持诚实和坦率是很重要的，这使得男性对精道再通和受孕抱有合理且适当的期望。

医生因素

虽然复通术中与男性相关的诸多因素已无法改变，但是许多与医生相关的因素是可控的。理想的状态下，医生应做好充足准备，随时调整医生相关的重要可控因素，包括：改进和微调关键的显微外科技能，充分利用设施／设备，以及配备最好的术后护理。

显微外科技能和培训

任何成功的复通都依赖于外科医生专业的显微外科技能。与其他具有挑战性的手术一样，外科医生经验越丰富，治疗结果越好[9-14]。这些关键技能的学习和培训应该在实验室完成，而不应该在信任医生会为其提供最好治疗的男性患者身上。超越泌尿外科住院医生标准的显微外科培训至关重要，培训所提供的知识和重要技能为男性患者提供最佳的治疗结局。医生必须在繁忙的临床实践中或在业余时间里坚持到实验室接受培训，进而保持这些显微外科技能不被遗忘。一些项目可为住院医生提供良好的显微手术操作培训；而有些项目中，住院医生可能仅仅完成了较少的复通或只允许其从旁协助，并没有切实地学习和完善必要的显微外科技能。

领会男女双方生育能力间的细微差别并学习复通术前、术中及术后的护理，与知道如何传递 70 μm 的显微缝针，抑或如何为 VE 摆放输精管同样重要。住院医生的后期课程为其提供了重要的知识和技能，使医生能够在术前、术中和术后做出关键的决策，从而确保男性患者获得最佳的治疗结果。

增强显微外科手术技能的其他途径包括：自我训练、导师指点、观察实践、简短的进修课程，或者 1～2 年正式的男性生殖领域显微外科手术研究项目。对于短期希望更新知识和提高技能的外科医生来说，显微外科技能实践和实验室培训教学意义重大[15-18]。当然，仅仅依靠短期的进修培训课程并不能使得外科医生拥有显微外科精道复通所需的精湛的显微技能，参加课程也不会立即让你成为"熟手"（"具有丰富经验的显微外科医生"），故此，通过培训的学员也不应该以任何理由宣称自己已成为显微外科专家。长时间并且反复的练习是掌握显微外科技能的不二法门。

显微外科手术与宏观外科手术

自 20 世纪 80 年代以来，男性生育专家普遍认为，与宏观复通手术相比，显微外科复通在学习、完善和操作方面更具挑战性，在输精管-输精管或输精管-附睾管吻合中，显微外科手术可比肉眼宏观外科手术更精确地分层次缝合，进而使医生普遍取得更高的成功率[19-28]。我们于多年前住院医生期间学习的技术可能并不适用于现在。输精管结扎后，复通手术并不是仅仅提供给男性患者一个"好"的结果，或者是外科医生执行最简单或最快速的手术操作。我们实施复通手术的目的是：让每一位男性患者拥有最高成功受孕率的机会，获得生育力实现其拥有亲生子代的梦想。可以想象，对于希望生育的夫妇而言，没有什么比不成功的复通手术更加糟糕的事情了。笔者无法想象肿瘤科医生或心脏外科医生，抑或他们的患者会满足于任何低于最佳效果的结果。尽管如此，仍有许多泌尿外科医生依旧使用放大镜并使用成功率较低的技术进行复通手术，仅仅是因为他们满足于所谓"好"的结果。

了解自己执行手术的成功率

如果您正在开展输精管结扎后复通手术，那么对男性患者的治疗结局进行定期自我审核是非常重要的，便于您与即将接受复通手术的男性患者分享这些数据。引用主要复通专家公布的成功率为己所用是不恰当的。了解自己的成功率的同时会获得重要的反馈信息，您可以通过这些反馈来继续执行成功的决策及技术，并且修改那些不成功的部分。我们定期回顾成功和失败的病例，重点关注输精管液的宏观及微观的分析结果，并且审视我们实施的技术，试图弄清楚哪些有效，哪些无效，进而指导我们如何改进并做得更好。复通成功的判定只能通过复通术后监测一段时间的精液来确定，故此，对于外科医生和工作人员来说，这种自我审核过程非常耗时、耗力。

如果仅会实施 VV 怎么办

这是大多数偶尔进行精道复通术的泌尿外科医生经常遇到的困境。即使男性患者精道梗阻的时间非常短，如输精管结扎术后 2～3 年，仍存在需要实施更具挑战性的 VE 的可能性，并且随着时间的推移，这种可能性会进一步增加。关键是与即将接受手术的男性患者分享这个潜在的问题，以便他们了解并对医生自身的局限性有合理的期望。令人惊讶的是，通过诚实的、光明正大的方法告诉他们，大多数男性患者会充分理解这些问题，并且选择让医生为其进行复通手术。在这种情况下，大多数复通专家就以下两点达成一致意见：首先，如果您在远端输精管液内没有发现精子且提示附睾梗阻，那么，如果您没有掌握 VE 的技能或没有实施 VE 的经验，则不应该继续进行 VE 的尝试。如果第一次尝试失败的话，会使得其他医生再次实施 VE 变得更加困难。其次，我们希望您慎重挑选手术患者，仅对输精管结扎术后数年或伴有精子肉芽肿的结扎男性患者执行精道复通手术[29]。

经验

与其他任何技术上具有挑战性的手术一样，具有最丰富经验的显微外科医生总会获得最好的结果，而经验来自数十年中数千次的精道复通术和高频率且持续不断地进行复通手术[9-14]。只有这样，医生才能够保持、完善和微调精道复通所需的关键技能，从而使男性患者获得最佳的结果。反之，如果没有经常的、反复的操作和练习，这些技能很快就会变得生疏并最终忘得一干二净。如果医生较长时间内并未做过复通手术，那就迫使医生不得不在男性患者身上重温完善显微技能，这并不符合"患者利益至上"原则。显微外科医生应该竭尽所能训练显微外科技能，避免生疏。在面对模棱两可的输精管液分析结果、具有挑战性的术中困境或输精管结扎术后紊乱的解剖结构时，多年的实践经验可以提供更好的术中决策。

专业化

在繁忙的普通泌尿外科实践中，泌尿外科医生实施精道复通术的机会不多。但事实上，大多数的精道复通术均是由普通泌尿外科医生完成的[30]。虽然普通泌尿外科医生具有基本的显微外科知识和有限的经验，但显微外科手术的数量太少，无法使这些医生真正完善和调整他们的显微外科技能。有些泌尿外科医生对男性生殖医学和显微外科手术感兴趣，且完成了显微外科培训，但仍然隶属普通泌尿外科，主要从事普通泌尿外科专业。而有些泌尿外科医生全职或大部分时间专门从事男性生殖专业和精道复通手术。与任何具有挑战性的专业技能一样，这部分高强度工作的专业显微外科医生致力于完美地实施精道复通，从而让患者得到最好的结果和最少的并发症[8]。当然，仅仅积累一定数量的复通病例是远远不够的，例如，有些繁忙的医生在精道复通术中，不使用最先进的技术或普遍接受的决策方法；有些医生不考虑远端输精管液的性状，为每位男性患者均执行 VV。

中心 / 设备

理想情况下，为每位男性患者实施精道复通术都应该在同一设备条件下进行。虽然医生总是能够运用较少的或者不一样的设备和用具，在不同助手的辅助下"完成手术"，但是，当每次精道复通都可以得到"专业工具"及同一助手可靠的支持时，医生通常会让男性患者得到最佳的结果。

这些工具包括：

- 高放大倍率，双轴，双人双目，电动聚焦和脚控变焦的手术显微镜（图 3.1）。
- 精心维护的高质量显微外科器械（图 3.2）。
- 专门应对显微精道复通独特挑战而设计的专业显微缝线（图 3.3），例如，Sharpoint（AA-2492）双臂携带双曲线 M.E.T. 70 μm 缝针的 10-0 黑色单股尼龙缝线。
- 技术娴熟、经验丰富的第一助手，理想情况下，每位患者都是同一位助手。
- 根据术中的发现和挑战具有应变能力，无论是执行 VV 还是 VE，无论是否需要 2 h、4 h 或更长时间，均应在没有外界压力或时间限制的情况下完成手术。
- 由经验丰富且训练有素的专业人员组成的男科实验室和服务部门，协助医生实时检测输精管液和附睾管液，在需要时分析诊断性睾丸取精术（TESE）的标本，并在适当时进行精子冷冻保存。男科医生在解释复通后的精液分析报告及患者宣教方面也发挥了重要作用。

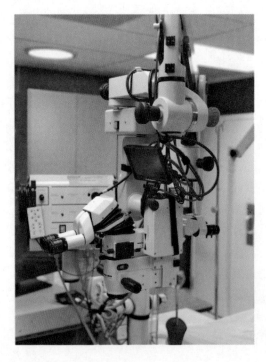

图 3.1　手术显微镜（双轴，双人双目，电动聚焦并带有脚部控制踏板）（图片来源：Sheldon Marks）

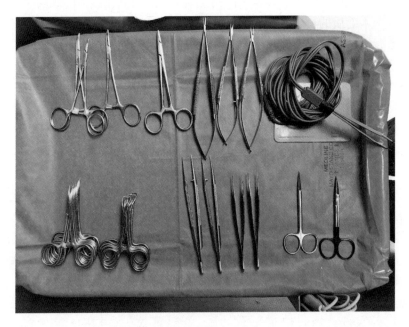

图 3.2　养护良好的显微外科器械（图片来源：Sheldon Marks）

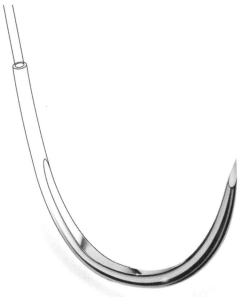

图 3.3　Sharpoint 双曲线 M.E.T. 显微针的示例（图片来源：Surgical Specialties Corporation）

此外，知识渊博的团队人员可协助复通男性患者获得最高的成功率，并参与男性患者手术前后的长期教育和护理之中。反之，复通术后仅为男性患者安排了减化的术后指导和护理就让其出院，并不符合"患者利益至上"的原则。

男性患者的可变因素及相关因素

许多男性患者的因素超出了外科医生控制的范围，进而对复通的成功率及术后夫妇是否能够受孕产生积极或消极的影响。其中一些因素可以修正，如生活方式的选择，而有些因素则不能，如梗阻时间和年龄。

梗阻时间

现仍存在一种常见的误解，即输精管结扎术后的时间是预测精道复通成功的主要因素。仍有外科医生错误地将梗阻时间作为判定是否执行 VV 或 VE 的关键决定因素。经常听到复通男性患者的叙述，他们被告知："因输精管结扎术 10 年以上，所以复通成功的机会急剧下降[31-36]。"事实上，输精管结扎术所致的梗阻时间仅仅是考量因素之一，并不是预测复通是否成功的主要预后因素。

许多医生经常引用 1991 年具有里程碑意义的 VV 研究组（VVSG）的数据，这些数据可追溯到 20 世纪 90 年代初[37]。然而，VVSG 数据已经发布了 25 年，显然，来自 1976—1985 年的数据已经过时，显微外科复通领域已经发生了巨大变化，从改进的显微缝线、定制的显微缝针，到根据不同的标准取得全新且成功率更高的 VV/VE 的术中决策及手术技术。VVSG 数据显示，VV 吻合术的通畅率和妊娠率随着输精管结扎术后的时间增加而减少。逐渐降低的复通后通畅率可能是输精管液的错误评估导致的，比如，应用现在的标准发现远端附睾梗阻的证据，理应执行 VE 吻合时，在当时却错误地实施了 VV。而且，由于 20 世纪 70 年代后期的 VE 技术正处于起步阶段，可以肯定地说，现在 VE 的成功率要比 20 世纪 70 年代高得多，经验丰富的医生执行 VE 的成功率可高达 70%～90%。因此，我们认为，根据 30～40 年之前的数据、决策方法及手术技术为复通男性患者提供咨询或者做出关键决策是不明智的。

从统计学上来说，我们确实承认，输精管结扎术后的时间越长，附睾管内的压力越有可能超过其承受能力，附睾结节样增生导致瘢痕和梗阻，此时，需要执行 VE 来绕过梗阻。我们中心近 2 700 名男性患者的手术数据显示：单侧或双侧 VE 吻合术的需求随梗阻时间的延长逐渐增加（图 3.4）[33]。同时，数据也清楚地显示，在不同的梗阻时间的组别之间，对 VV 或 VE 的需求并没有显著的下降或变化。

最近对超过 1 200 名男性患者进行的一项综述显示，附睾梗阻的可能性独立存在，并且在输精管结扎术后 22 年内呈线性增加，在 22 年之后显现出平台趋势（图 3.5）[38]。梗阻时间超过 22 年，约 1/3 的男性患者需要双侧 VE，而 1/3 需

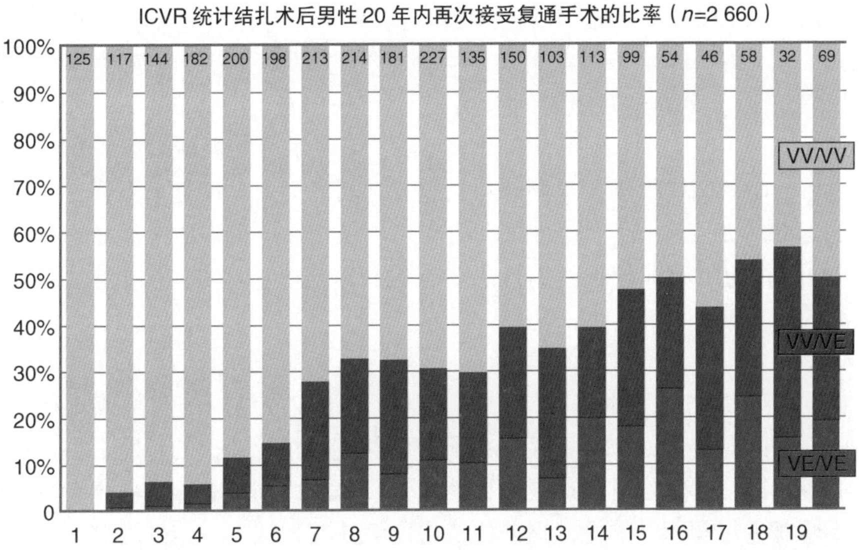

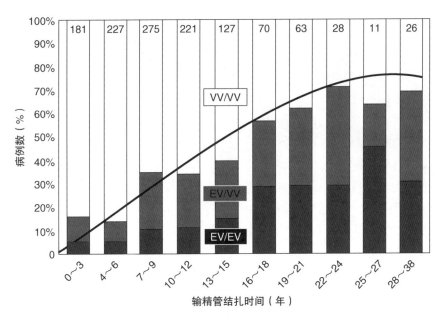

图 3.4　国际精道复通中心（ICVR）的 2 660 例男性患者统计图，显示在输精管结扎术后 20 年内需要进行双侧 VV、VV/VE 或双侧 VE 的可能性

图 3.5　输精管结扎术后梗阻时间与复通手术类型的关系。复通术中需要 VE 的比率随着输精管结扎术后的时间（22 年内）呈线性增加，22 年之后，需要单侧或双侧 VE 的比率趋于平稳

要 VV/VE，1/3 则需要双侧 VV。对于某个体而言，我们发现：有的男性患者在输精管结扎术后 2 年内即需要接受 VE，也有男性患者在输精管结扎术后 35～42 年仍只需要双侧 VV。外科医生应该自然而然地假设所有男性患者均可能需要 VV 或 VE，而不是通过梗阻时间来决策。显微外科医生应该接受训练，随时准备好进行 VE 或 VV，且决策不依赖于输精管结扎术后的梗阻时间。随着输精管结扎术后梗阻时间的增加，显微外科精道复通后的高成功率逐渐下降，直至输精管结扎术 20～22 年之后，复通的成功率趋于稳定。双侧 VE 吻合术的成功率为 70%～90%，梗阻时间较长的男性患者在输精管结扎术后 35 年或更长时间后仍有很高的成功率。

体检

体检可帮助制订手术方案，识别可能影响手术或结局的解剖或输精管结扎术后的任何问题，例如，是否存在精子肉芽肿或输精管缺损的长度。虽然体检对医生有所帮助，并且尽可能地鼓励男性患者接受体检，但有些男性患者可能很怕痛或不愿意进行全面的体检，提前检查可能无法实现或有一定的限制。我们观察到，一旦男性患者在舒适的镇静或麻醉状态下，在精道复通术前的集中检查可提供最具价值的信息。可触及的饱满或坚硬的附睾不应被视为附睾梗阻的准确预测因素，据此也无法决策是否需要执行 VE。同样，几乎不可触及的附睾也不一定说明从睾丸到输精管的远端精道都是通畅的。体检可发现一些线索，例如，发现存在一侧或双侧精子肉芽肿，可以很大程度上预测成功的复通结果。明智的做法是与男性患者分享这些积极的发现，但是不要向男性患者保证良好的结果。同样，即使没有这些，男性患者仍然可以有非常积极的术中发现和成功的复通结果。该检查还可以为我们提供一些可触及的输精管缺损长度和位置信息。显然，较小的输精管缺损是最好的，便于在没有张力的情况下更容易地吻合复通。睾丸侧输精管拥有更多的长度和输精管切除位置较高可能是有利于输精管液的阳性预后因素，但是，在我们的实践中并未观察到这一点。此外，如果输精管存在较长的缺损并仍需要执行 VE，过长的缺损可能会为操作带来额外的困难。检查并记录男性患者睾丸的大小和两侧的一致性也是必要的。较软、较小的睾丸要考虑既往使用过睾酮或其他可能影响精子生成的因素。

精子肉芽肿

从复通的角度来看，在输精管结扎术部位发现精子肉芽肿几乎都可以得到乐观的结果。精子肉芽肿被认为是"伟大的均衡器"，即使几十年的梗阻，因其存在也使得梗阻时间在大多数情况下都变得无关紧要[39, 40]。精子肉芽肿是一种致密的、炎性的结缔组织增生，在体内由输精管结扎术后精子进入局部组织引起的炎症反应所致，炎症扩散而导致周围组织粘连（图 3.6）。精子肉芽肿可以发生于一侧或两侧，小到几毫米，大到几厘米，通常表现为输精管结扎术部位的硬结或

肿块。大多数男性患者甚至不知道
他们有精子肉芽肿或仅仅认为是输
精管结扎术后的正常状态。而有些
男性患者可能非常敏感，甚至非常
痛苦，影响正常的日常活动、工作
或性生活。

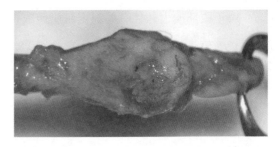

图 3.6　精子肉芽肿和其粘连组织（图片来源：Sheldon Marks）

　　泄漏到组织中的输精管液避免
了压力的积聚，否则随着时间的推
移可能导致附睾小管的爆裂，这种
输精管液泄漏使睾丸和附睾处在低压状态下。大多数情况下，当我们横断肉芽肿
远端的睾丸侧的输精管时，会发现对吻合非常有利的输精管液，且与输精管结扎
术后的时间无关。这种输精管液体通常是清澈水状的，并含有许多精子。当然，
您也会遇到各种各样的输精管液：体积从极少量到大量；仅看到稀少精子到发现
非常高浓度和高活率的精子。

　　精子肉芽肿存在的缺点是肉芽肿内部及其周围强烈的炎症反应。在切除肉芽
肿后，我们发现在肉芽肿床的相关炎症可能会增加局部输精管炎症的机会，表现
为瘢痕形成和 VV 再次梗阻的可能。因此，非常重要的是，推荐男性患者复通后
定期进行精液分析、密切的随访，以及术后按照指示服用抗炎药物。

复通之前的实验室检查

　　大多数健康的男性不需要任何常规的复通术前实验室检查。除非有特殊状
况，否则没有必要进行精道梗阻试验。对于其他健康的男性而言，低收益率的全
面的激素测试通常不在保险范围内，对于大多数人来说，这是一大笔自付费用，
过度检查会增加男性的经济负担。

　　复通前测试的适应证是：识别可能对手术或生育结局产生负面影响的任何重
大异常或问题，使之在复通术前得以纠正，抑或通过取精术和 IVF/ICSI 替代复
通术对男性更为合适。这些选择由男性过去的医疗史、生育史或身体状况而定。

　　如果男性承认或医生怀疑男性过去或最近使用过睾酮激素，抑或依赖人绒毛
膜促性腺激素（HCG）、氯米芬的治疗，那么有必要在复通术前评估激素水平。
如果男性患者在输精管结扎术前也无法生育，则建议其检查卵泡刺激素（FSH）
水平。同样，如果注意到或在检查中发现小而软的睾丸、男性患者描述睾丸的
大小发生变化或两侧睾丸体积一致性发生变化，那么激素水平的评估也是有意
义的[41]。了解男性患者输精管结扎术前的生育状况非常关键，特别是对于那些
具有阳性体征的男性患者。多年前，我们对一名男性患者进行了复通，术后发现
精液参数相对较差。当我们告诉这位患者精液结果时，他却很开心，因为他告诉
我们复通术后的精液结果比其输精管结扎术前要好得多。

对于腹部偏大并伴有明显内脏脂肪或担心雌激素过高的男性患者，我们通常建议检查其雌二醇和睾酮的水平，并考虑芳香酶抑制剂治疗的可能性。没有必要测试血清抗体，因为它们存在与否对男性患者的治疗和管理并没有帮助。

睾丸超声或 MRI 的作用

除非在男性患者体检或病史中发现异常，否则没有理由进行睾丸超声或阴囊 MRI 检查，探寻睾丸内部或周围的病理病变，因为这可能会延迟、改变或取消复通术[42, 43]。

抗精子抗体

抗精子抗体（antisperm antibodies，ASA）的讨论被许多争议和错误的信息包围[44-47]。针对 ASA 是否影响复通术后生育这一问题，许多专家无法达成共识。尽管 WHO（第 5 版）指出：高达 50% 的精子与 ASA 结合都可以认为是正常的[44]，但仍有医生错误地认为，任何级别的单一抗精子抗体的存在都是异常的，并影响男性患者的生育能力。在临床工作中，我们几乎每周都会遇到因其他医生或在线论坛的评论而感到困惑的男性患者，这些评论是："所有接受复通的男性患者都会产生 ASA，这将导致复通的失败。"当分析 ASA 和复通术后男性患者的生育数据时，我们发现了两个关键点[45]。

（1）精道复通后，ASA 的模式与患病率没有一致性。一些原本 ASA 高水平的男性继续保持高水平，一些原本低水平的继续保持低水平，也有一些男性的 ASA 水平增加、减少或存在波动。关键是单个男性患者术前的 ASA 水平对其未来术后的 ASA 水平并没有预测价值。

（2）在考虑抗精子抗体的临床相关性时，我们研究了复通后 ASA 水平和自然受孕的关系。我们发现，ASA 抗体持续较低或无抗体的男性与持续高 ASA 水平的男性在自然受孕和妊娠率或受孕时间方面没有显著差异。让我们惊讶的是，一位双侧 VV 术后的男性患者自然生育了两个孩子，但他的 ASA 检测显示，精子与 ASA 的结合率为 100%，并且持续存在。

有人担心 ASA 可能对精子活动产生负面影响。通常 ASA 结合水平不能预测精液参数的异常，如高凝集或低前向活动率。因此，即使发现男性患者 ASA 水平升高（许多实验室常规进行 ASA 检测），可能对大多数男性患者精道复通后的自然受孕没有影响。当然，如果您有足够的患者，迟早会有极少数男性患者存在 ASA 异常并且影响精液参数，如精液不液化或不明原因的不孕症，这些男性患者可以通过人工辅助生殖（ART）辅助受孕。

男女双方可变因素

在当今社会中，晚育的情况司空见惯，人们成为父亲和母亲的年龄越来越大。在我们精道复通的临床工作中，越来越多的老年男性再婚，并希望与年轻的妻子生育孩子。许多女性伴侣因个人原因、教育或职业而有意推迟生育。根据笔者的经验，大多数一方或双方年长的夫妻要么不知道年龄对生育能力的潜在后果，要么认为这些问题与自己无关。高龄女性对儿童的影响也愈发受到人们的关注。

男性年龄

精道复通术使得更多年长的父亲生育子代。众所周知，相对于年轻人来说，老年男性的精子数量会有所下降。当然，这是统计学概率，可能与某个个体无关，我们看到一些 70 岁的男性精子数量很多，而某些 40 多岁和 50 多岁的男性精子数量和运动能力却很低。忽略复通术前男性患者多年的精液参数趋势，很难将年龄作为独立变量评估对其个体的真实影响。此外，许多老年男性伴有混淆因素，不是年龄本身，但与年龄增长有关，如睾酮激素水平降低、肥胖导致的雌激素升高、各种医疗和疾病状态、性功能下降，或正在服用各种可能影响精子发生的药物。

有许多研究表明，虽然比例很低，但父亲年龄过高导致死产率、出生缺陷如腭裂、某些恶性肿瘤、神经发育障碍及后代精神分裂症的风险增加[48-50]。当然，相对于与女性年龄相关的问题，这些风险小很多。虽然报道了这些来自父亲年龄增长的风险，但我们在实践中并没有在成千上万的复通术后出生的儿童里看到这些问题。不得不承认，我们没有系统地跟进和评估这些特定问题，仅仅依靠男性患者自愿报告妊娠、生产及其子代任何的健康问题来评估。

女性年龄与健康状况

已充分证明女性年龄影响生育率，并且是受孕的重要预测因子。复通术后受孕和分娩的最佳年龄是 35 岁以下的健康女性。对于梗阻时间超过 15 年的男性，其配偶的年龄很重要。年长的、无生育史的女性伴侣的妊娠率最低[51-55]。除非您专门为治疗输精管结扎术后疼痛综合征（PVPS）进行复通术，否则在复通前的评估期间获得女性伴侣的医疗和生育史非常重要，包括女性年龄、任何先前或当前的健康问题、既往的生育能力或排卵问题，这些问题可能会影响复通后自然受孕的可能性。我们与计划手术的男性患者分享伴侣的年龄和以上因素导致的消极影响：即使成功复通并获得良好的精子计数和运动能力，年长的伴侣在流产率和出生缺陷率更高的情况下，是否可以妊娠或足月生产仍是未知数。生殖内分泌学的同事承认这些问题都是真实存在的，但要注意这些问题因人而异。在实践中，如果女性伴侣的母亲年龄较高或有任何月经或生育问题，我们鼓励他们请生殖内分泌学家为其进行复通术前的评估。

既往男女双方的生育力

明确证实并作为常识支持未生育的女性在成功精道复通术后的受孕成功率低于那些先前有过受孕和生育的女性。既往有生育能力的男性同样会增加生育的成功率。复通后的夫妻中，和具有新伴侣的女性相比，与同一男性伴侣且既往成功生育的女性的妊娠概率最高[56, 57]。

体重指数 / 肥胖

普遍认为，由于内分泌失调、阴囊脂肪增加引起的阴囊温度升高及久坐不动的生活方式，体重指数（BMI）与精液参数之间存在负相关[58-66]。我们在实践中研究了 BMI 对术中输精管液和复通术后精液参数的潜在影响，并发现 BMI 不能预测术中输精管液是否含有精子及复通术后的结局[62]。我们确实尝试检测因腹围增加导致 BMI 显著升高的男性的睾酮和雌二醇水平，并建议男性患者：如果雌二醇明显升高，应考虑应用芳香酶抑制剂以阻止睾酮转换为雌二醇。这可以促进精子的产生，并随着时间的推移，通过适当的饮食和运动方案实现更快的体重减轻。

任何完成了足够多的复通术的医生都知道，面对 BMI 显著升高的男性患者，显微外科复通技术方面可能更具挑战性，且通常更耗时。遇到的一些设备问题可能会影响医生的精道复通，包括：

- 男性患者增大的身躯改变了操作平面的角度，从理想的水平手术平面到 30°～45° 的手术操作平面。
- 由于男性患者增长的腰围，根据所使用手术显微镜的焦距和镜头，有时可能需要将显微镜抬高到最大高度，如果遇到坐下来无法通过目镜执行复通的情况，那么医生必须站立位完成操作。
- 许多 BMI 增加的男性患者患有睡眠呼吸暂停或呼吸紊乱，这可能引起显著的"身体移动"，因此在复通过程中，阴囊移位及相关的挑战增加。

生活方式

无数种状况可以让男性患者的生活方式对他们的精子质量和生育能力，以及复通成功率产生负面影响。即使指出这些问题和后果，许多男性患者要么拒绝改变，要么无法改变这些影响精子的习惯[67-69]。

小标题 酒精

对于大多数男性来说，适度饮酒被认为不是问题。然而，过度饮酒会引起多器官毒性，以及危及精子发生，对精子参数和精子 DNA 的完整性产生负面影响。我们告诉男性患者将酒精摄入量限制在每晚不超过 2 杯，并且避免酗酒。但是，许多人不承认自己有酒瘾或者拒绝改变[70]。

小标题 大麻

我们已经看到，在复通男性患者中，使用大麻的情况有所增加，因为许多州现在已将医用大麻合法化甚至可以娱乐性地使用大麻。

我们告诉男性患者：与偶尔或不使用大麻的男性相比，每天或定期使用大麻会降低精子数量，并且可能会损害精子 DNA[71, 72]。当那些经常使用大麻的男性患者听到这个观点时，几乎所有的夫妻双方都会感到惊讶。经典的回答是："既然它是合法的，那怎么会有害呢？"另一个值得关注的问题（或者说教育男性患者的机会）是，准备复通的男性患者告诉医生："我知道大麻对我不好，但我老婆每天抽大麻是没有关系的，对吧？"

烟草

各种形式的烟草都会对精液参数、生育能力、精子 DNA 损伤及伤口愈合等问题产生负面影响[73]。与不吸烟的复通男性患者相比，我们研究了近 2 000 例吸烟的复通男性患者的通畅率和妊娠率。令人惊讶的是，我们发现术后吻合口瘢痕的风险没有增加。虽然我们的数据显示，吸烟者与对照组的非吸烟者的精子参数相当，但其伴侣的受孕率较低[74]。

相关的既往史和现病史

大多数严重或慢性健康问题都有可能通过疾病本身和治疗疾病的药物来损害精子的产生、精子功能及生育能力。一些可能影响生育能力的常见的医学问题包括糖尿病、高血压、肥胖、相关的代谢紊乱，以及类风湿关节炎和其他自身免疫性疾病。

常用药、处方药和非处方药，以及具有激素活性和精子毒性或破坏男性生殖的补充制剂的药物每天都在增加，这超出了本书的范围。与之同样危险的是，药物和补充剂会增加复通术中和术后出血的风险，干扰复通围手术期使用的药物效果，或危及伤口愈合。许多男性患者认为草药补充剂或维生素与手术毫不相关，因此即使被问及，也不愿意透露他们正在服用这些药物。

众所周知，癌症和任何与其相关的手术、放疗和化疗都可能对生育有暂时或永久的负面影响。随着人类生存时间的显著延长，性腺毒性治疗和其对未来生育能力的影响更加值得关注[75]。

睾酮替代疗法

大多数专家发现，在准备接受复通的男性患者中，正在应用或近期应用过睾酮替代疗法的人数急剧增加。使用睾酮几乎成为一种流行趋势，已不再局限于老年男性。现如今，许多医生均认为：年轻健康的男性、消防员、警察，甚至是久坐不动的人服用睾丸激素获益更多。有很多年长者及男性健康中心似乎愿意推荐所有人都使用睾丸激素。当医生讨论到睾酮激素及其影响生育率和复通术时，大多数男性患者都会感到惊讶，并且不知道睾丸激素会产生这些影响。

当知晓男性患者当前或过去的用药史时，我们会向男性患者解释我们的担忧，即使用睾酮如何影响术中决策、手术结局和可选择的精子冻存。我们选择与最开放和包容这些观点的处方医生进行有效的沟通、讨论，并试图说服他们，大多数医生通常保持开放的态度并接受这些新的知识。但仍有几位医生认为笔者是错的，没有证据或文献可以支持睾酮治疗对精子生成产生负面影响这一事实。

睾丸激素与术中决策

众所周知，睾酮替代疗法有时可以严重损伤甚至完全抑制精子的产生[76-78]。

这使得 VV 中分析输精管液成为一项挑战，医生只能猜测精子的缺失到底是因为睾酮疗法导致的生精抑制，还是因为存在更远端的附睾梗阻。当然，男性患者间的个体差异也很大。在实践中，您将遇到多年来一直服用睾丸激素的男性患者，其输精管液内运动精子的计数良好；也会遇到仅短时间内服用过睾丸激素的男性患者，但其生精功能完全受到抑制。

停药还是继续用药

大多数男性愿意在复通术之前停止睾酮替代治疗，并开始使用氯米芬和（或）HCG，但总会有少数人坚持使用睾酮激素，即使他们意识到了上述问题的存在。大多数人对睾酮的使用是诚实和公开的，偶尔我们也会发现个别男性患者否认他正在服用睾丸激素，即使他的精子生成被严重抑制，并且实验室也证实了外源性睾酮激素的存在。无论是否使用 HCG，睾酮治疗持续的时间越长，精液参数恢复和反弹所需的时间也越长。

男性诚信与睾酮替代治疗

随着诊所公开宣传睾酮激素的使用，并作为一个社会上定期热议的话题，睾酮激素的使用变得更为普遍且被大多数人接受。不仅如此，还有一些男性私自使用睾酮激素，无论其来源是医生的合法处方还是健身房或者其他的途径非法购买。医生采集男性患者的病史依赖其主诉，但对待所有复通男性患者提供的信息均需保持审慎的态度。即使面对睾酮激素 >1 800 ng/dL，以及 FSH 和 LH 受到抑制的无可辩驳的结果时，一些男性患者仍然会否认他们应用睾酮激素。

输精管结扎术的影响及复通手术的并发症

过度的输精管结扎术最常见的后果是切除或损伤过长的输精管，从而使得精道复通术更具挑战性。大多数复通术中会发现输精管缺损 1～2 cm，是既往输精管结扎术中切除或烧灼输精管后，应用夹子或缝线将其结扎所致。有时我们会看到 5～6 cm 或更长段的输精管被切除或损坏，这会增加复通术的难度：需要游离足够长的输精管以便能够在无张力的情况下将其吻合。当需要 VE 吻合时，过长的缺损导致腹侧输精管的末端高于阴囊，此时的复通会变得更为棘手。有时候我们发现输精管仅仅被切除了一小段，但是在切除位置的上方和下方几厘米处的输精管上各自放置了金属夹，这也迫使我们切除金属夹之间的输精管，处理长段的输精管缺损并完成吻合手术。

血肿

输精管结扎术后出血少见，平均发生率小于 1%～2%[79]。输精管结扎术后，输精管周围，以及阴囊内血肿形成可形成致密的输精管周围瘢痕，这使得复通更具挑战性且耗时。血肿在炎性组织中分解，导致纤维增生反应和重吸收后的瘢痕化，这也增加了输精管吻合部位缺血的风险。

感染

输精管结扎术后的感染非常罕见，发病率为 1%～2%[79]。与出血一样，输精管结扎术后精索或阴囊的感染可导致输精管周围和睾丸内瘢痕形成，并且破坏正常的组织平面。感染可能局限于部分精索内，或者沿患侧缓慢地波及整个精索及睾丸/附睾周围。感染后瘢痕形成显著增加复通的难度和术后并发症的发生率。

长段的输精管缺损

创伤性的输精管结扎术导致腹侧和睾丸侧之间的输精管存在过长的缺损，遗留下的长段间隙使复通手术特别困难，原因在于：外科医生必须进行无张力的吻合，同时避免永久性地过度牵拉上提阴囊内的睾丸。

输精管结扎术的部位较低

有时您会发现输精管结扎术的部位是远端弯曲的靠近附睾尾部的输精管。这也会为复通带来独特的难度，即设法在非常小的、常常偏心管腔、仅有较薄肌层且没有外膜的远端输精管与较厚肌层的腹侧输精管之间较好地完成吻合（图 3.7）。这样的经历感觉几乎像常规的 VE。此时，根据术中需要，每隔几毫米横切睾丸侧输精管的拱形或环形的顶点，进而找到管腔位于中央的输精管断端是明智的。

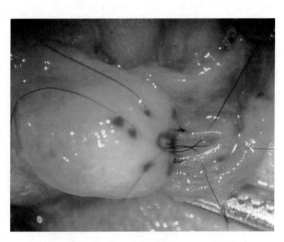

图 3.7 高度弯曲的远端输精管的 VV 吻合术。注意睾丸侧输精管较薄的肌层（图片来源：Sheldon Marks）

输精管结扎术后疼痛

持续性疼痛［输精管结扎术后疼痛综合征（PVPS）］是输精管结扎术后令人沮丧和引起误解的并发症之一。男性患者经常出现严重的睾丸或附睾疼痛，同时伴有一系列相关症状，包括射精前、射精过程中或射精后的疼痛，坐着或运动时的疼痛，极端且使人虚弱的痛感，压力或运动引起疼痛，并且往往这种疼痛没有局限于特定的部位。当实施复通手术的目的是解除男性患者疼痛或同时恢复其生育能力时，需要格外关注并处理可能的病因，如是否存在梗阻性附睾炎、精子肉芽肿或其他问题。男性患者在围手术期与医生团队交流的次数也会显著增加[80-86]。

重复输精管结扎术后的复通

首次输精管结扎术存在技术缺陷，未彻底切除输精管或者输精管自发性再通导致精液中再次出现精子，此时，男性患者不得不接受二次输精管结扎术。"两次输精管结扎术"后的复通难以按照常规流程来处理。少数男性患者的二次手术中，医生单纯地再次切除了先前输精管结扎术旁边的一小段输精管，这部分病例并不太困难。但更多见的情况是，医生切除了长段输精管，积极地烧灼输精管断端管腔，或者在输精管两侧断端上多重结扎或放置金属夹，以防止输精管的自发性再通。这些显然使得无张力的吻合复通变得非常困难。

更为困难的状况是，有些医生在进行第二次输精管结扎术时，未选取首次输精管结扎术的部位，二次结扎术的位置与早期输精管结扎术的部位有的很接近，有的却相距甚远。此时，必须考虑对每侧输精管进行两次吻合，而且，要考虑到中间段输精管的供血已受损的可能性（图 3.8）。另一种解决方案是切除两次输精管结扎部位之间的整段输精管，将高位的腹侧输精管与低位的睾丸侧输精管吻合。这又回到了长段的输精管缺损后进行复通的问题。当男性患者告诉您：之前输精管结扎术的医生自豪地宣布他已经移除或破坏了长长的一段输精管以确保"复通不会再次发生"时，这绝不是对复通预后有利的信息。

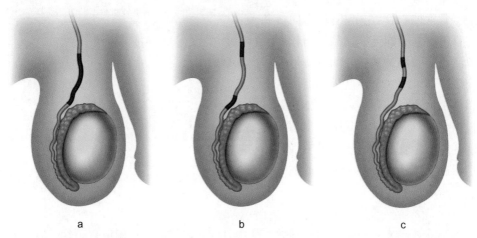

          a   b   c

图 3.8　重复输精管结扎术后可见三种情况：a. 较大长度的输精管缺损；b. 相距很远的双段切除；c. 两次输精管结扎术的部位相邻

精子肉芽肿

如前所述，精子肉芽肿的存在增加切除瘢痕性输精管段的技术难度，需要去除精子肉芽肿和其周围致密的输精管周围肉芽肿性瘢痕组织[39, 40]。留下炎症包块并将其与新吻合口相邻是不明智的。

其他阴囊手术

任何阴囊、腹股沟或者某些骨盆手术都有可能损伤输精管及睾丸，从而为医生试图通过精道复通恢复男性患者的生育能力带来意想不到的挑战。此外，上述手术和随后的愈合过程使得已经具有挑战性的显微外科复通术变得更加困难，并且增加并发症的风险。与复通相关的较为常见的外科手术简要综述如下。

附睾囊肿

既往附睾囊肿切除术可能会对复通造成严重破坏。附睾囊肿切除的部位和手术导致的创伤可能限制管液的流动或者阻塞附睾小管。即便输精管结扎术后仅仅几年，男性患者的输精管液内也可能完全没有精子或仅存精子碎片，一旦有证据表明附睾囊肿切除部位存在梗阻，就需要应用梗阻上方的附睾小管进行 VE。

既往的取精术

复通术前不同方式的取精尝试可能导致附睾广泛的瘢痕和梗阻，进而不得不执行 VE。同样具有挑战性的是，通常因先前的取精尝试而失去正常的解剖平面，复通外科医生可能会遇到致密的睾丸及附睾周围的瘢痕或者损伤。男性患者在复通术前可能已经进行了多次取精，很多情况下，先前取精留下的瘢痕延长了复通手术的时间，因为医生必须对致密的瘢痕进行细致的解剖，通常会在附睾损伤平面之上选取附睾小管用于 VE。

鞘膜积液

既往的鞘膜积液手术甚至是硬化治疗都可能导致鞘膜的显著增厚和瘢痕形成，形成致密的睾丸及附睾周围瘢痕。如果男性患者需要在该侧进行 VE 吻合术，外科医生可能面临暴露睾丸困难，且需要通过覆盖瘢痕的鞘膜并释放深部的附睾。通常在鞘膜积液手术后，可能会发现部分或全部鞘膜已消失，或者密切黏附在睾丸白膜，并且不存在鞘膜腔。这使得解剖附睾和识别附睾小管变得特别困难且耗时。有时，即使鞘膜没有与白膜瘢痕性粘连，鞘膜自身也会增厚并瘢痕化。

精索静脉曲张

腹股沟下、腹股沟区、经腹膜后入路抑或经腹腔镜入路的精索静脉曲张结扎术后，很少会影响到精道复通。有人担心，积极的精索静脉曲张切除术中故意分离睾丸动脉可能导致其意外的损伤，从而损害输精管周围及睾丸的血供，进而仅依靠侧支动脉为睾丸提供血供。这可能导致睾丸血液供应更加脆弱，并增加复通后缺血的风险。在腹股沟入路的精索静脉曲张修复时，可能在有意或无意中损伤腹股沟瘢痕中的输精管。如果输精管结扎术的部位很高或者输精管断端间有较长的缺损，这些均增加了复通术的难度，如果在这一侧需进行 VE 的话，则难度更大。

针对隐睾或睾丸扭转的睾丸固定术

用于治疗隐睾或预防睾丸扭转的睾丸固定术以两种方式影响精道复通。首先，矫正手术可显著增加输精管周围和睾丸周围的瘢痕。在探查复通一侧的阴囊时，通常会发现因既往的手术导致正常组织平面的丧失，从而使得手术更具挑战性。如果睾丸固定术是在男性患者的婴儿期进行的，甚至男性患者自身也不知道自己接受过这一手术。这种手术对复通的第二个影响是，精子发生明显减少，同时隐睾中的精子并未完全发育成熟。当试图确定输精管液中的精子缺乏是源于附睾梗阻还是源于睾丸生精障碍的时候，之前的睾丸固定术会增加复通术中决策的难度。

参考文献

[1] Nagler HM, Jung H. Factors predicting successful microsurgical vasectomy reversal. Urol Clin North Am. 2009; 36(3): 383−90.

[2] Bolduc S, Fischer MA, Deceuninck G, Thabet M. Factors predicting overall success: a review of 747 microsurgical vasovasostomies. Can Urol Assoc J. 2007; 1(4): 388−94.

[3] Elzanaty S, Dohle GR. Vasovasostomy and predictors of vasal patency: a systematic review. Scand J Urol Nephrol. 2012; 46(4): 241−6.

[4] Shin YS, Kim SD, Park JK. Preoperative factors influencing postoperative results after vasovasostomy. World J Mens Health. 2012; 30(3): 177−82.

[5] Kovac JR, Lipshultz LI. Factors to consider for informed consent prior to vasectomy reversal. Asian J Androl. 2016; 18(3): 372.

[6] Crosnoe LE, Kim ED, Perkins AR, Marks MB, Burrows PJ, Marks SH. Angled vas cutter for vasovasostomy: technique and results. Fertil Steril. 2014; 101(3): 636−9.

[7] Perkins A, Marks M, Burrows P, Marks S. Sperm kinetics following vasectomy reversal. Androl. 2012; 33(Suppl 2): 42.

[8] Silber SJ, Grotjan HE. Microscopic vasectomy reversal 30 years later: a summary of 4010 cases by the same surgeon. J Androl. 2004; 25(6): 845−59.

[9] Aikoye A, Harilingam M, Khushal A. The impact of high surgical volume on outcomes from laparoscopic (totally extra peritoneal) inguinal hernia repair. J Clin Diagn Res. 2015; 9(6): PC15−6.

[10] Anderson BR, Ciarleglio AJ, Cohen DJ, Lai WW, Neidell M, Hall M, Glied SA, Bacha EA. The Norwood operation: relative effects of surgeon and institutional volume on outcomes and resource utilization. Cardiol Young. 2015; 14: 1−10.

[11] David EA, Cooke DT, Chen Y, Perry A, Canter RJ, Cress R. Surgery in high-volume hospitals not commission on cancer accreditation leads to increased cancer-specific survival for early-stage lung cancer. Am J Surg. 2015; 210(4): 643−7.

[12] Esquivel MM, Molina G, Uribe-Leitz T, Lipsitz SR, Rose J, Bickler SW, Gawande AA, Haynes AB, Weiser TG. Proposed minimum rates of surgery to support desirable health outcomes: an observational study based on four strategies. Lancet. 2015; 385(Suppl 2): S12.

[13] Kalakoti P, Missios S, Menger R, Kukreja S, Konar S, Nanda A. Association of risk factors with unfavorable outcomes after resection of adult benign intradural spine tumors and the effect of hospital volume on outcomes: an analysis of 18,297 patients across 774 US hospitals using the National Inpatient Sample (2002−2011). Neurosurg Focus. 2015; 39(2): E4.

[14] Shuhaiber J, Isaacs AJ, Sedrakyan A. The effect of center volume on in-hospital mortality after aortic and mitral valve surgical procedures: a population-based study. Ann Thorac Surg. 2015; 100(4): 1340−6.

[15] Mehta A, Li PS. Male infertility microsurgical training. Asian J Androl. 2013; 15(1): 61−6.

[16] Scallon SE, Fairholm DJ, Cochrane DD, Taylor DC. Evaluation of the operating room as a surgical teaching venue. Can J Surg. 1992; 35(2): 173−6.

[17] Grober ED, Hamstra SJ, Wanzel KR, Reznick RK, Matsumoto ED, et al. Laboratory based training in urological microsurgery with bench model simulators: a randomized controlled trial evaluating the durability of technical skill. J Urol. 2004; 172: 378−81.

[18] Li PS, Ramasamy R, Goldstein M. Male Infertility Microsurgical Training. In: Sandlow JI, editor. Microsurgery for Fertility Specialists. New York: Springer; 2012.

[19] Dickey RM, Pastuszak AW, Hakky TS, Chandrashekar A, Ramasamy R, Lipshultz LI. The evolution of vasectomy reversal. Curr Urol Rep. 2015; 16(6): 40.

[20] Baker K, Sabaneugh E Jr. Obstructive azoospermia: reconstructive techniques and results. Clinics. 2013;

68(Suppl 1): 61−73.

[21] Dewire DM, Lawson RK. Experience with macroscopic vasectomy reversal at the medical college of Wisconsin. Wis Med J. 1994; 93(3): 107−9.

[22] Feber KM, Ruiz HE. Vasovasostomy: macroscopic approach and retrospective review. Tech Urol. 1999; 5(1): 8−11.

[23] Fox M. Vasectomy reversal—microsurgery for best results. Br J Urol. 1994; 73(4): 449−53.

[24] Gopi SS, Townell NH. Vasectomy reversal: is the microscope really essential? Scott Med J. 2007; 52(2): 18−20.

[25] Herrel LA, Goodman M, Goldstein M, Hsiao W. Outcomes of microsurgical vasovasostomy for vasectomy reversal: a meta-analysis and systematic review. Urology. 2015; 85(4): 819−25.

[26] Jee SH, Hong YK. One-layer vasovasostomy: microsurgical versus loupe-assisted. Fertil Steril. 2010; 94(6): 2308−11.

[27] Safarinejad MR, Lashkari MH, Asgari SA, Farshi A, Babaei AR. Comparison of macroscopic one-layer over number 1 nylon suture vasovasostomy with the standard two-layer microsurgical procedure. Hum Fertil (Camb). 2013; 16(3): 194−9.

[28] Schwarzer JU. Vasectomy reversal using a microsurgical three-layer technique: one surgeon's experience over 18 years with 1300 patients. Int J Androl. 2012; 35(5): 706−13.

[29] Chawla A, O'Brien J, Lisi M, Zini A, Jarvi K. Should all urologist performing vasectomy reversal be able to perform vasoepididymostomies if required? J Urol. 2004; 172(3): 1048−50.

[30] Crain DS, Roberts JL, Amling CL. Practice patterns in vasectomy reversal surgery: results of a questionnaire study among practicing urologist. J Urol. 2004; 171(1): 311−5.

[31] Kolettis PN, Sabanegh ES, D'amico AM, Box L, Sebesta M, Burns JR. Outcomes for vasectomy reversal performed after obstructive intervals of at least 10 years. Urology. 2002; 60(5): 885−8.

[32] Matthews GJ, Schlegel PN, Goldstein M. Patency following microsurgical vasoepididymostomy and vasovasostomy: temporal considerations. J Urol. 1995; 154(6): 2070−3.

[33] Marks SHF, Burrows PJ, Cropp AR, Ax RL, McCauley TC. Obstructive interval should not be a deterrent in vasectomy reversal. Androl. 2008; (Suppl): 21.

[34] Peng J, Zhang Z, Yuan Y, Cui W, Song W. Pregnancy and live birth rates after microsurgical vasoepididymostomy for azoospermic patients with epididymal obstruction. Hum Reprod. 2017; 32(2): 284−9.

[35] Harza M, Voinea S, Ismail G, Gagiu C, Baston C, Preda A, Manea I, Priporeanu T, Sinescu I. Predictive factors for natural pregnancy after microsurgical reconstruction in patients with primary epididymal obstructive azoospermia. Int J Endocrinol. 2014; 2014: 873527.

[36] Peng J, Yuan Y, Zhang Z, Cui W, Song W, Gao B. Microsurgical vasoepididymostomy is an effective treatment for azoospermic patients with epididymal obstruction and prior failure to achieve pregnancy by sperm retrieval with intracytoplasmic sperm injection. Hum Reprod. 2014; 29(1): 1−7.

[37] Belker AM, Thomas AJ Jr, Fuchs EF, Konnak JW, Sharlip ID. Results of 1,469 microsurgical vasectomy reversals by the Vasovasostomy Study Group. J Urol. 1991; 145(3): 505−11.

[38] Mui P, Perkins A, Burrows PJ, Marks SF, Turek PJ. The need for epididymostomy at vasectomy reversal plateaus in older vasectomies: a study of 1229 cases. Androl. 2014; 2(1): 25−9.

[39] Boorjian S, Lipkin M, Goldstein M. The impact of obstructive interval and sperm granuloma on outcome of vasectomy reversal. J Urol. 2004; 171(1): 304−6.

[40] Maghelia A, Rais-Bahrami S, Kempkensteffen C, Weiske WH, Miller K, Hinz S. Impact of obstructive interval and sperm granuloma on patency and pregnancy after vasectomy reversal. Int J Androl. 2010; 33(5): 730−5.

[41] Hsiao W, Sultan R, Lee R, Goldstein M. Increased follicle-stimulating hormone is associated with higher assisted reproduction use after vasectomy reversal. J Urol. 2011; 185(6): 2266−71.

[42] Donkol RH. Imaging in male-factor obstructive infertility. World J Radiol. 2010; 2(5): 172−9.

[43] Ammar T, Sidhu PS, Wilkins CJ. Male infertility: the role of imaging in diagnosis and management. Br J Radiol. 2012; 85(Spec Iss 1): S59−68.

[44] World Health Organization. WHO laboratory manual for the examination and processing of human semn. 5th ed. Geneva: WHO Press; 2010.

[45] Marks M, Perkins A, Russell H, Burrows P, Marks S. Antisperm antibodies: prevalence, patterns and impact on natural conception following vasectomy reversal. Fertil Steril. 2013; 100(3): S375.

[46] Carbone DJ Jr, Shah A, Thomas AJ Jr, Agarwal A. Partial obstruction, not antisperm antibodies, causing infertility after vasovasostomy. J Urol. 1998; 159(3): 827−30.

[47] Newton RA. IgG antisperm antibodies attached to sperm do not correlate with infertility following vasovasostomy. Microsurgery. 1998; 9(4): 278−80.

[48] Sharma R, Agarwal A, Rohra VK, Assidi M, Abu-Elmagd M, Turki RF. Effects of increased paternal age on sperm quality, reproductive outcome and associated epigenetic risks to offspring. Reprod Biol Endocrinol. 2015; 13: 35.

[49] Almeida S, Rato L, Sousa M, Alves MG, Oliveira PF. Fertility and Sperm Quality in the Aging Male. Curr Pharm Des. 2017; 23(30): 4429−37.

[50] Sigman M. Introduction: What to do with older prospective fathers: the risks of advanced paternal age. Fertil Steril. 2017; 107(2): 299−300.

[51] Deck AJ, Berger RE. Should vasectomy reversal be performed in men with older female partners? J Urol. 2000; 163(1): 105−6.

[52] Gerrard ER Jr, Sandlow JI, Oster RA, Burns JR, Box LC, Koettis PN. Effect of female partner age on pregnancy rates after vasectomy reversal. Fertil Steril. 2007; 87(6): 1340−4.

[53] Hinz S, Rais-Bahrami S, Kempkensteffen C, Weiske WH, Schrader M, Magheli A. Fertility rates following vasectomy reversal: importance of age of the female partner. Urol Int. 2008; 81(4): 416−20.

[54] Kolettis PN, Sebanegh ES, Nalesnik JG, D'Amico AM, Box LC, Burns JR. Pregnancy outcomes after vasectomy reversal for female partners 35 years old or older. J Urol. 2003; 169(6): 2250−2.

[55] Hsieh MH, Meng MV, Turek PJ. Markov modeling of vasectomy reversal and ART for infertility: how do obstructive interval and female partner age influence cost effectiveness? Fertil Steril. 2007; 88(4): 840−6.

[56] Chan PT, Goldstein M. Superior outcomes of microsurgical vasectomy reversal in men with the same female partners. Fertil Steril. 2004; 81(5): 1371−4.

[57] Ostrowski KA, Polackwich AS, Kent J, Conlin MJ, Hedges JC, Fuchs EF. Higher outcomes of vasectomy reversal in men with the same female partner as before vasectomy. J Urol. 2015; 193(1): 245−7.

[58] Eisenberg ML, Kim S, Chen Z, Sundaram R, Schisterman EF, Buck Louis GM. The relationship between male BMI and waist circumference on sperm quality data from the LIFE study. Hum Reprod. 2014; 29(2): 193−200.

[59] Hinz S, Rais-Bahrami S, Kempkensteffen C, Weiske WH, Miller K, Magheli A. Effect of obesity on sex hormone levels, antisperm antibodies, and fertility after vasectomy reversal. Urology. 2010; 76(4): 851−6.

[60] Jensen TK, Andersson AM, Jorgensen N, Andersen AG, Carlsen E, Petersen JH, Skakkebaek NE. Body mass index in relation to semen quality and reproductive hormones among 1558 Danish men. Fertil Steril. 2004; 82(4): 863−70.

[61] Macdonald AA, Stewart AW, Farquhar CM. Body mass index in relation to semen quality and reproductive hormones in New Zealand men: a cross sectional study in fertility clinics. Hum Reprod. 2013; 28(12): 3178−87.

[62] Marks M, Perkins A, Burrows P, Marks S. Body mass index does not predict for intraoperative findings or post-operative outcomes with vasectomy reversal. Androl. 2012; 33(Suppl 2): 35.

[63] Kato JM, Iuamoto LR, Suguita FY, Essu FF, Andraus W. Impact of Obesity and Surgical Skills in Laparoscopic Totally Extraperitoneal Hernioplasty. Arq Bras Cir Dig. 2017; 30(3): 169−72.

[64] Amri R, Bordeianou LG, Sylla P, Berger DL. Obesity, outcomes and quality of care: body mass index increases the risk of wound-related complications in colon cancer surgery. Am J Surg. 2014; 207(1): 17−23.

[65] Srinivasan D, La Marca F, Than KD, Patel RD, Park P. Perioperative characteristics and complications in obese patients undergoing anterior cervical fusion surgery. J Clin Neurosci. 2014; 21(7): 1159−62.

[66] McPherson NO, Lane M. Male obesity and subfertility, is it really about increased adiposity? Asian J Androl. 2015; 17(3): 450−8.

[67] Rossi BV, Abusief M, Missmer SA. Modifiable risk factors and infertility: what are the connections? Am J Lifestyle Med. 2014; 10(4): 220−31.

[68] Sharma R, Biedenharn KR, Fedor JM, Argawal A. Lifestyle factors and reproductive health: taking control of your fertility. Reprod Biol Endocrinol. 2013; 11: 66.

[69] Pacey AA, Povey AC, Clyma JA, McNamee R, Moore HD, Baillie H, Cherry NM. Participating Centres of Chaps-UK. Modifiable and non-modifiable risk factors for poor sperm morphology. Hum Reprod. 2014; 29(8): 1629−36.

[70] Jensen TK, Gottsgchau M, Madsen JO, Andersson AM, Lassen TH, Skakkebaek NE, Swan SH, Priskorn L, Juul A, Jorgensen N. Habitual alcohol consumption associated with reduced semen quality and changes in reproductive hormones; a cross-sectional study among 1221 young Danish men. BMJ Open. 2014; 4(9): e005462.

[71] Gundersen TD, Jorgensen N, Andersson AM, Bang AK, Nordkap L, Skakkebaek NE, Priskorn L, Juul A, Jensen TK. Association between use of marijuana and male reproductive hormones and semen quality: a study among 1215 healthy young men. Am J Epidemiol. 2015; 182(6): 473−81.

[72] Eisenberg ML. Invited Commentary: The Association between Marijuana Use and Male Reproductive Health

2015. Am J Epidemiol. 2015; 182(6): 482-4.

[73] van Dongen J, Tekle FB, van Roijen JH. Pregnancy rate after vasectomy reversal in a contemporary series: influence of smoking, semen quality and post-surgical use of assisted reproductive techniques. BJU Int. 2012; 110(4): 562-7.

[74] Perkins, AR, Burrows PJ, McCauley TC, Ax RL and Marks SF. Smoking decreases pregnancy rates of vasectomy reversal patients. 64th Ann. Mtng Amer Soc Reprod Med. 2008. Abstract.

[75] Agarwal A, Said TM. Implications of systemic malignancies on human fertility. Reprod Biomed Online. 2004; 9(6): 673-9.

[76] Kovac JR, Scovell J, Ramasamy R, Rajanahally S, Coward RM, Smith RP, Lipshultz LI. Men regret anabolic steroid use due to lack of comprehension regarding the consequences on future fertility. Andrologia. 2015; 47(8): 872-8.

[77] Kovac JR, Lipshultz LI. Basic concepts and recent advancements in the study of male fertility. Asian J Androl. 2016; 18(3): 331.

[78] Coward RM, Mata DA, Smith RP, Kovac JR, Lipshultz LI. Vasectomy reversal outcomes in men previously on testosterone supplementation therapy. Urology. 2014; 84(6): 1335-40.

[79] Johnson D, Sandlow JI. Vasectomy: tips and tricks. Transl Androl Urol. 2017; 6(4): 704-9.

[80] Leslie TA, Illing RO, Cranston DW, et al. The incidence of chronic scrotal pain after vasectomy: a prospective audit. BJU Int. 2007; 100: 1330-3.

[81] Tandon S, Sabanegh E Jr. Chronic pain after vasectomy: a diagnostic and treatment dilemma. BJU Int. 2008; 102: 166-9.

[82] Myers SA, Mershon CE, Fuchs EF. Vasectomy reversal for treatment of the post-vasectomy pain syndrome. J Urol. 1997; 157: 518-20.

[83] Lee JY, Cho KS, Lee SH, Cho HJ, Cho JM, Oh CY, Han JH, Lee KS, Kim TH, Lee SW. A comparison of epididymectomy with vasectomy reversal for the surgical treatment of postvasectomy pain syndrome. Int Urol Nephrol. 2014; 46(3): 531-7.

[84] Lee JY, Chang JS, Lee SH, Ham WS, Cho HJ, Yoo TK, Lee KS, Kim TH, Moon HS, Choi HY, Lee SW. Efficacy of vasectomy reversal according to patency for the surgical treatment of postvasectomy pain syndrome. Int J Impot Res. 2012; 24(5): 202-5.

[85] Sinha V, Ramasamy R. Post-vasectomy pain syndrome: diagnosis, management and treatment options. Transl Androl Urol. 2017; 6(Suppl 1): S44-7.

[86] Smith-Harrison LI, Smith RP. Vasectomy reversal for post-vasectomy pain syndrome. Transl Androl Urol. 2017; 6(Suppl 1): S10-3.

第四章

术前准备

Pre-reversal Preparations

在精道复通术前做好计划和准备可以减少潜在的风险和并发症，同时改善男性患者护理和术后效果。术前知情同意对于处理手术的常规风险和复通相关风险非常重要。应由外科医生本人面对面与男性患者及其配偶讨论并签署知情同意书，而不是委托给助手、值班医生或其他工作人员。术前谈话是与男性患者建立良好关系并帮助患者建立合理手术预期的绝佳时机。为男性患者提供口头和书面的术前指导，特别是关于药物、补充剂和血液稀释剂的指导，可提高男性患者依从性，降低并发症的发生率。重要的是，要确保男性患者从医学角度理解复通手术，并在适当时与他的家庭医生讨论。此外，花时间安排合适的手术时间，准备好手术包、合适的显微缝线、手术器械、手术台、椅子及稳定的手术团队，确保外科医生和复通男性患者拥有更舒适的手术体验，从而为其带来更好的治疗结局。国际专家最常用的麻醉类型是全身麻醉或局部麻醉结合轻度清醒镇静。总之，这些术前准备工作的最终目标是使得复通结果最优化。

术前知情同意

当签署手术知情同意书时，与男性患者进行面对面的讨论非常重要。不要将此关键任务委托给助手、值班医生、服务人员或护士。关键是通过传递信息，进而管理男性患者及其配偶的期望并建立融洽关系，使得他们对手术、随访、妊娠及生育抱有合理的期望。事实上，知情同意书可以作为帮助男性患者了解潜在风险和并发症的工具，以便他们可以成为手术"团队"中更明智的成员[1]。我们发现许多男性患者表示他们不愿阅读或讨论其中最坏情况，甚至对这些问题的思考或讨论本身都让他们感到不安。正因如此，我们把签署知情同意书作为标准流程，而且向所有男性患者提供知情同意书的副本。

© Springer Nature Switzerland AG 2019

S. H. F. Marks, *Vasectomy Reversal*,

https://doi.org/10.1007/978-3-030-00455-2_4

当然，除了常规的手术和药物/麻醉风险，还应该声明复通手术特定的风险和并发症，以及可能需要的额外手术。这些风险与输精管结扎术后实施其他手术的风险相似，包括失败后修复、瘢痕、疼痛、损伤、睾丸萎缩或失去一个或双侧睾丸、鞘膜积液、出血和感染等[2-4]。在讨论手术获益、风险、替代方案，比如取精并用于 IVF/ICSI、手术的潜在并发症时，医生应强调：无法确保好的复通结果，尽管大多数风险很少见，但是，一旦发生，可能是严重的，并且可能持续终身，例如，输精管结扎复通后的疼痛[5]或睾丸萎缩。并且要重点强调：复通的目标是使精液中重新出现精子，仍然存在诸多其他男性因素影响精子生成，这些问题也可能影响最终的治疗结局。同样重要且明智的讨论还包括：需让男性患者知晓，精道复通成功不等于保证其配偶妊娠或孕育健康的宝宝。

术前指导和护理

为了获得最佳手术效果并将感染和出血风险降至最低，您必须向男性患者提供关键的术前指导，从而尽量减少任何可纠正的风险及潜在的并发症。尽管复通男性患者的依从性始终是一个问题，为此我们不仅提供书面文件和电子邮件，而且口头告知所有的术前指导和建议[6, 7]。包括手术前的常规建议及针对精道复通的特别指导。

这也是告知男性患者术后特殊限制及预防措施的好时机，这样他们就不会在手术后的几天内计划周末骑马活动或进行铁人三项赛。尽管安排了书面和口头的告知，仍偶有男性患者一直服用阿司匹林，或在术前开始服用多种草药补充剂以"帮助康复或生育"。如果男性患者伴有任何重大的疾病史（如心脏病），最好在术前事先与男性患者的家庭医生协调并得到手术许可。如有任何疑虑或问题，最佳的选择是直接与男性患者的家庭医生沟通。许多家庭医生不了解精道复通手术的性质，并错误地认为它与快速的输精管结扎术相似，抑或认为精道复通是个很大的手术。下面简要列出了我们常规在术前与男性患者一起回顾的事项。

药物和补充剂

面对所有计划复通的男性患者都应强调，禁止在手术前 10 天开始服用任何抑制血小板或导致出血的药物，包括处方药、非处方药、维生素和补充剂。很明显，这也包括所有含阿司匹林的药物、大多数 NSAID、血液稀释剂，以及"天然"补充剂，包括鱼油、高剂量大蒜、欧芹和小麦草提取物。如果男性患者因治疗需要，常规服用由医生开出的阿司匹林或其他血液稀释剂，那么，在其医疗或心血管医生允许下，我们建议在复通手术前后暂停这些药物的应用，尽量减少术中和术后出血的风险。

如果他们需要服用 NSAID 治疗肌肉或骨骼损伤和慢性疼痛，那么我们建议他们服用不会影响血小板功能的塞来昔布或美洛昔康[8]。

如果男性患者服用任何维生素或补充剂，我们要求他们在手术前 10 天停止服用，确保其中的任何成分与处方药物和镇静剂无潜在的相互作用和未知的不良反应。

我们的护士会检查男性患者常规服用的每种药物，以便告诉他们应该继续使用哪些药物，以及不能服用哪些药物，哪些药物何时需停药并在手术后何时重新使用。在没有通过我们的审核之前，我们要求男性患者术前不要开始使用任何新的药物、维生素或补充剂，以确保他们不会服用任何可能增加手术风险或损害精子发生的药剂[9]。

必须在手术前再次检查男性患者服用的药剂，因为他们完成了术前的准备后，很有可能会继续服用他们没有报告的药物，或者开始新的药物治疗。认定男性患者 3～6 周前告诉您所服用的药剂是不明智的，因为男性患者的想法经常变化。在等待复通手术期间，许多男性即开始服用新的补充剂或草药，并认为这将提高生育能力或有利于康复。令人惊讶的是，各种补充剂都是由男性患者的初级保健医生、自然疗法医生或综合医生充满善意给予的，他们认为可帮助男性患者康复并提高疗效。朋友和家人也鼓励他们购买特殊的助育产品。不幸的是，这些药剂可能会影响血小板功能，同时作为血液稀释剂可能对精子质量产生负面影响。

一般准备

如果男性患者既往或者现患任何重大疾病史（如心脏病），最好的做法是提前调整并在精道复通术前得到男性患者家庭医生的手术许可。如果有任何疑虑或问题，最佳的选择是直接与男性患者的家庭医生沟通。多年来，我们发现大多数家庭医生都不了解精道复通术的性质，并错误地认为它与快速的输精管结扎术相似，抑或认为精道复通是个大手术。与家庭医生电话交流，进而确保为您的男性患者提供最好的护理。

在手术前告知男性患者无须为自己的阴囊剃毛，我们会在手术时完成。如果他们生殖器表面穿戴任何金属物，我们要求男性患者将其移除或用塑料制品替换它们直到手术后。

我们要求男性患者穿着舒适宽松的裤子并带上阴囊托和紧身短裤，术后用它们固定阴囊，限制其位移，并且可避免冰袋直接接触到阴囊皮肤。冰袋放置在阴囊托和内衣之间，故建议男性患者最好穿着平角内裤而不是三角短裤，从而避免冰袋与大腿皮肤直接接触。

我们为男性患者提供相关的生活方式指导以避免影响精子质量，如高温影响精子质量等[10]。我们还提供书面的精子库信息，以及术前需要考虑的各种选项和方案，以供在精道复通手术前进一步讨论。

要求男性患者在精道复通术前数小时禁食、禁水。对于上午开始的病例，我们要求他们在午夜之后保持禁食，复通前 2～3 h 内避免饮水，对于下午开始的病例，男性患者可以在凌晨 5 点之前正常进食进水。大多数泌尿外科医生都必须遵守自己的机构或中心内的相关规定，我们的数据显示：手术前不吃早餐对男性患者影响微乎其微。

在术前讨论期间或者在医生审核并签署同意书后，给予男性口服塞来昔布200 mg 或美洛昔康 15 mg 以防止术后过度的炎症反应，口服 30 mL 水和小剂量地西泮来减少任何不适并放松下来。

预约手术时间

精道复通术属于择期手术，在医院的手术中心内，可能会将其穿插在其他外科医生的手术之间。因此，外科医生必须预定足够的手术时间来应对可能遇到的任何挑战，即使手术时间比预期更长，也必须在没有压力的情况下从其他手术组中迅速调配人员和设备，从而确保手术的执行。众所周知，每手术间需完成多个病例，那么排在前面的手术延时会严重影响紧凑繁忙的手术日程。每个外科医生都应该能够估计出标准的、顺利的复通术需要多长时间。在我们中心，大多数复通术平均需要 2～2.5 h。然而，有时候，如复杂的 VE、再次复通、存在大且致密的肉芽肿、显著的瘢痕或其他解剖挑战，手术时间可能会在预期之上增加1～2 h。

手术包

使用定制的精道复通手术包让每位男性患者受益，并且大大降低成本。几十年来，我们已经开发了自己的手术包列表，囊括了精道复通术所需要的器材。

我们灭菌包的内容清单如表 4.1 所示。每个外科医生都可以且应该定制自己

表 4.1 精道复通手术包的器材清单

15 号刀片	27G 针
16 盎司碗 1 个	儿科帷帘
32 盎司碗 1 个	尺
8 盎司碗 2 个	皮肤标记（笔）
覆盖 Mayo 支架的铺巾，23 cm×54 cm	注射器 10 mL
吸水海绵 10 支	头部可控式注射器 10 mL 头部可控
纱布包 40 块，4 cm×4 cm	注射器 3 mL（2 个）
手术衣	大铺巾 44 cm×76 cm
24G$^{3/4}$ 静脉留置套管针 2 支	手术方巾 8 块
标签	透气袋

的手术包，以满足自己的特殊需求。每隔一段时间，让您的手术团队明智地审查定制手术包中的物品以确保它们数量和质量稳定。我们经常在术中才发现：手术包内的 4 cm×4 cm 纱布或皮肤记号笔等器材被更改为质量较差的产品，抑或某些器材未放入手术包。

手术室内便于工作人员观察的监视器

我们的手术室配备两部电视监视器，与附在外科光学显微系统上的高清摄像机相连接，可让护士、巡回人员或观察学员实时看到外科医生的精道复通手术。护士能够了解我们正在做的事情，就可主动递送缝线、器械，或者提供男科专业的护理。此外，在我们的手术室中，我们能够看到男科医生在实验室显微镜下看到的任何内容。有了这个监视器，外科医生可以看到男科医生检查输精管液的视野，协助寻找精子或精子的碎片，以更好地决策是进行输精管吻合术（VV），还是输精管附睾吻合术（VE）。在显微镜观察输精管液却无法明确结果的情况下，这套系统对医生的判断很有帮助。同时，这套系统也有助于通过手术室中获得实验室的显微观察结果来培训外科医生根据输精管液的分析结果进行决策。

手术台和椅子

手术台

手术台必须是一个稳定、坚实的平台，允许外科医生和助手在舒适的坐姿或站立位的情况下，能够轻松控制双极电凝的脚踏板和显微镜的脚踏板，完成手术显微镜对焦、变焦和 XY 轴向运动。大多数标准的手术台是不合适的，尤其对于那些坐位实施精道复通手术的外科医生，因为手术台的中心基座阻碍了外科医生和助手坐位状态下他们的腿和脚位于男性患者下方的体位。如果需要在不同情况下使用不同的手术室或设施，外科医生在复通开始之前检查他们计划使用的手术台十分重要，以确保手术台符合其特定的需要。有些显微外科医生已经配备了专用的手术台，而有些外科医生则需要将现有的手术台改进。

手术椅

手术椅是至关重要的，它可以在数小时的手术中为外科医生和助手提供舒适的坐姿。正确的椅子将允许医生在整个复通期间轻松控制脚踏板并为其提供前臂支撑。外科医生根据身高、体重和喜好非常个人化地选择特定的手术椅。在决定哪种手术椅最适合您之前，您最好先试用一下各种手术椅。

手术团队：第一助手和巡回人员

在理想状态下，每次手术最好都选择相同的第一助手与术式，这样他们知晓且了解您的需求和习惯。这将使您在没有任何延迟的情况下顺利进行精道复通手术，经验丰富的助手熟悉主刀的需求，始终领先一步主动做好准备。根据我们的经验，同一且知识渊博的助手将缩短手术时间并提高复通率。尽量避免手术当天随意指定助手或选择经验较少的同事来协助您。

患者体位

术中保持男性患者安全且舒适的体位是我们的目标。选择仰卧位，且头部、颈部和手臂采用干净、干燥的衬垫支撑。重点是避免过度伸展手臂，进而保护臂丛神经，避免颈部、肩部、肘部、髋部和膝盖等部位存在任何潜在的受力点。对于大多数男性患者，我们更倾向裹起男性患者的双臂，支撑并固定于其身体的两侧，但对于体型较宽的男性，也可以使用扶手板。桶状胸的男性平躺在手术台上时，其肩膀经常高于手术台的衬垫支撑，进而导致肩部或背部不适甚至疼痛。可事先将带衬垫的支撑置于肩部下面，有助于减轻或消除体型较宽或超重男性患者这些部位的疼痛。

消毒与铺巾

消毒和铺巾的范围非常重要，尤其在术中需要延长切口时，比如增加额外的高位阴囊切口或腹股沟区域的切口。即便是常规的精道复通术，我们常规扩大消毒的范围，即包括腹股沟区域以应不时之需，例如，需要进行输精管近端的探查、延长切口或选取其他切口等。

麻醉方式的选择

精道复通术最常用的麻醉方式是全身麻醉或者局部神经阻滞麻醉结合意识清醒的静脉镇静。任何麻醉方式的目标都是让男性患者安全、舒适、无痛，并且便于医生平稳地实施手术。外科医生的偏好通常决定了麻醉方式的选择。决定男性患者麻醉方式的其他因素包括：男性患者的要求、限制麻醉剂选择的医疗问题或特殊的复通手术。例如，全身麻醉可能更适合预估具有挑战性的病例、既往阴囊创伤或阴囊手术的男性，或者具有挑战性的再次"挽救性"复通术。从控制医疗成本的角度上，人们更倾向于选择更便宜的麻醉方式。然而，需要提醒的是，局部麻醉可能只适用于部分积极性高且在合适的安全考量范围内的复通男性患者。

全身麻醉

全身麻醉允许外科医生在麻醉期间操作更快，且为教学提供了良好的手术环境。全身麻醉虽很少出现问题，但是，一旦出现则风险较高，且存在局部的麻醉效果并不确切的可能性。此外，麻醉医生、麻醉设备和药物均增加了医疗成本，并且麻醉后的恶心、呕吐反应显然不利于刚刚完成精道复通的男性患者。

意识清醒的镇静麻醉

首选温和的意识清醒的静脉镇静麻醉，术中需监测男性患者生命体征，间歇性静脉注射低剂量的芬太尼和咪达唑仑，同时熟练地给予间歇局部及精索阻滞麻醉。我认为这种技术非常有效，男性患者可以很好地耐受，恢复快且风险最小。

口服麻醉单药

有些医生在术前单独给予男性患者小剂量的口服药物，然后在整个治疗过程中根据需要进一步追加药物。由于药物的起效和吸收存在个体差异，在精道复通手术期间遇到任何问题或挑战时，医生往往会担心麻醉的效果。

单药局部麻醉

在围手术期使用局部麻醉剂是明智的，保持男性患者舒适状态，避免疼痛。新近一些仅使用局部麻醉剂作为唯一的麻醉方式且效果很好的案例引发了关注[11]。多年来，当男性患者存在镇静或全身麻醉禁忌的医学问题时，我一直使用这种"局部单药"的麻醉技术。然而，这些病例拥有强烈的手术意愿且需经过严格筛选。大多数病例还是选择局麻结合温和的静脉镇静麻醉或全身麻醉。

工具

拥有合适的手术工具可以使复通更容易，成功率更高，问题或并发症更少。与显微技术一样，每位医生都逐渐了解哪些显微器械、显微缝线及光学显微镜的效果最佳。与其他专家交谈并观摩他们的复通手术通常会得到您可能想要尝试的工具和产品的信息。多年以来，供应商声称提供物美价廉的新产品，但所谓新产品并没有给笔者留下深刻的印象。

显微器械

始终使用最优质、专业的显微器械是明智之举。根据我们的经验，应该避免使用质量较差、价格便宜的器械。之所以价格便宜，是因为这些廉价工具精确度低、经常出现故障且容易损坏，这些状况通常发生在复通期间最关键的时刻。在选择显微器械时，更重要的是将购买视为对手术结果的投资，而不是出于对成本的考量。这些低成本的仪器最初可能节省了成本，但是当它们出现故障或者必须经常更换它们的时候，您就非常清楚地理解：为什么从信誉良好的经销商处购买高质量的显微器械是明智的。

术野背景板

当显微针意外地从缝线上弹出或在转运期间丢失时，我们发现使用标准的蓝色背景板寻找丢失的显微针可能更耗时。相反，使用改进的白色背景板、白色纱布和铺巾，以及用于输精管固定的白色拭巾微孔技术则结果不同。白色背景下可以更容易、更快地找到无意中弹出并"消失"或错误游走的显微缝针，进而节省手术时间及缝线费用。

微点标记笔

标记微点操作面临的最大挑战是找到品质始终如一的微点标记笔。多年来，我们经常遇到笔尖不一致的问题，即使是同一制造商的同一品牌、同一批次，甚至同一包装盒子内的微点标记笔也是如此。尽管许多微点标记笔有"微"的字样，但大多数名不副实。以前我们发现单纯的细尖笔拥有最好的微尖端，但是随着供应商的变更，相同型号的笔也不再拥有微尖端。我们目前使用的是 Devon 微尖端皮肤标记笔（KS 77642412），尽管有时候标记的微点看起来更像是爪印而不是微点。在执行 VE 时，我们使用钝头的皮肤标记笔标记附睾小管的拱形突出部分，以更好地确定并看清附睾小管切开后的边缘。

用于固定显微缝针的泡沫

我们发现在复通过程中和复通结束时，将所有显微针固定在缝线包内的泡沫上这一做法非常实用（图 4.1）。我们标记两排微点，按顺序放置使用过的显微缝针，另单独标记两个点，用于固定并保护第一侧使用过 9-0 和 7-0 显微缝针，便于在另一侧继续使用它们。这个方法便于计数缝针，以及大大降低了术中丢针的概率，并且可保护 9-0 和 7-0 锋利的显微针尖，便于继续用于对侧的吻合。

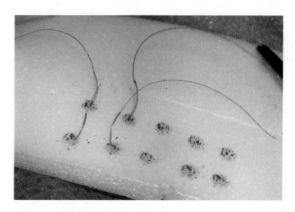

图 4.1　缝线包内的泡沫上标记了显微缝针放置的位点，用于固定使用后的显微缝针，便于整个手术过程完成后显微缝针的计数（图片来源：Sheldon Marks）

显微缝针及缝线

理想情况下，选择特定显微缝线对成功复通至关重要。然而，由于许多大型机构受限于国内的采购集团，很多时候您的想法和选择可能受到限制。只要有可能，应该尽一切可能获得执行 VV 或 VE 所需的理想显微缝线。也就是：在可以选择使用最好的缝针和缝线时，绝对不选择普通的或仅仅适合的产品。

显微缝针

复通时使用专用显微缝针，以便在周围组织创伤最小的情况下精确地放置缝线。生产出最细的显微缝针引导缝线穿过特定的组织是具有挑战性的：如果针太细，那么它将很容易弯曲，或者针尖很快会变钝；如果针头太粗、太硬，那么针头会对组织造成更多的损伤。对于黏膜层，我们使用 70 μm 针头，而对于肌

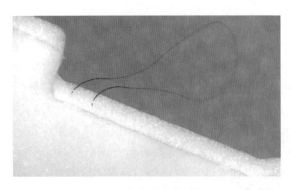

图 4.2　专门针对显微外科精道复通的独特挑战而设计的专业显微缝针缝线，例如，来自 Sharpoint（AA-2492）的 10-0 黑色单股尼龙缝线，其两端携带双曲线 M.E.T. 70 μm 显微缝针（图片来源：Sheldon Marks）

层，我们使用 100 μm 针头。特殊的针尖在显微外科复通中至关重要，因为标准圆针不够锐利，不能轻易穿过肌层，而三角针对组织来说创伤太大。精道复通时所使用的专用显微针是针对精道复通的独特挑战而设计的，常用的针是 Sharpoint 生产的具有 M.E.T. 针尖的双曲线针（95°/107°）（图 4.2）。这种专用针是一定角度的三角锥形尖端和圆针体位的组合，允许轻松穿透并通过黏膜和肌层，同时使得组织损伤最小化。当进行 VV 或 VE 时，双曲线角度允许针更自然地通过黏膜。肌层的缝合则使用 1/2 弧三角针。

显微缝线

目标是在不影响修复的情况下使用最小直径的不可吸收的单股缝线。尼龙（聚酰胺聚合物）是最常用的缝合材料，用于 VV 或 VE 中输精管和附睾管组织的显微外科缝合。不可吸收的缝线是首选，因为它们导致组织中的炎症反应最小。单股产品在通过组织时允许较小的阻力并具有较低的感染风险。我们使用显微缝线可以减少异物反应和组织损伤。缝合黏膜层、肌肉层和外膜层，我们分别使用 10-0、9-0 和 7-0 的尼龙缝线。

手术显微镜

质量较好的手术显微镜，如 Zeiss 手术显微镜，因其使用了最好的玻璃光学元件，所以，在高放大倍率状态下仍可提供更清晰的视觉图像，同时减少视觉疲劳。拥有双人对视可调目镜，方便您正对面的助手。XY 双轴向调节、脚控变焦及聚焦可提高效率，允许医生在手术期间根据需要进行实时调整。某些较新的手术显微镜使用非常强的照明，过热的光线会加速组织水分的丢失。大多数情况下，您必须使用机构内部的手术显微镜。如果您可以选择购买手术显微镜，最好从不同的制造商那里尝试几种型号，进而找到最符合您需求的型号。

实验室显微镜

与手术显微镜一样，选择您可以获得最高成像质量的实验室显微镜。无论是在手术室还是在实验室，选择知名供应商提供的具有良好质量和服务声誉的实验室显微镜,从而获得最佳的光学成像质量。我们使用的实验室显微镜是尼康双目光学相差显微镜,具有 10 倍目镜、平面可调的 40 倍物镜及 100 倍油浸物镜。

止血

在整个复通过程中,实时控制出血是很重要的,即使是最小的血管出血也会使组织扭曲并导致血液沿着输精管向上潜行产生精索血肿。这可能在术后使得男性患者非常疼痛,并且可能导致瘢痕形成和增加炎症反应的概率。最好在复通过程中实时控制任何出血,而不是等到手术结束的时候,出血导致血凝块或组织渗血,并且手术结束时再寻找出血的小血管通常更加困难。在整个复通过程中,笔者一直注意有无新鲜的出血,并且在关闭伤口前多次全面检查两侧。有时,您可能会发现早期未发觉的或上次检查时未出血的小动脉或静脉引起的出血。

单极与双极

使用单极和双极的一般原则:最短的时间内使用尽可能低的能量,有效地控制出血。我们更喜欢用显微缝针的尖端作为单极来烧灼。对于微血管的出血,最好使用显微双极电凝镊来更精确地控制血管附近或血管上的任何出血。不要在输精管或附睾附近应用单极烧灼。应使用短脉冲的双极。进行 VE 时,在有效止血的前提下,我们将双极的电流降低到最低水平。不要在输精管截面上、管腔黏膜或打开的附睾小管的横截面上直接使用双极,因为这会对组织造成不必要的损伤。过度的烧灼会导致组织损伤并引起炎症反应,增加组织缺血,从而影响复通。由于烧焦的血液和组织经常积聚在双极或单极设备的尖端,从而减弱其止血效果,因此务必注意其尖端、定期清洁并去除任何烧焦的组织。可以购买微尖镀有特氟隆的单极设备。笔者更喜欢带有惰性金属的双极镊子(ASSI. BPNS11223),它可以最大限度地减少烧焦组织的积聚,并且可以在较低的能量水平上控制出血(图 4.3)。这些带有惰性金属的双极钳具有较细的尖端,并且惰性金属并不覆盖显微双极镊的最尖端。

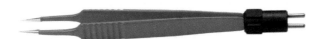

图 4.3 我们优先选择最小能量并提供更准确的能量输出来控制出血的直尖尖端、尖端直径 0.25 mm 珠宝级双极钳(镀有不黏惰性金属、直尖尖端直径 0.25 mm)(图片来源:Accurate Surgical and Scientific Instruments, Corp.[ASSI])

冲洗并防止干燥

手术室湿度较低,加之高放大倍率状态下的显微镜灯光照射导致组织干燥,必须经常冲洗保持暴露的输精管及组织的湿润。助手常规借助 24 号针筒使用肝素化的盐水或乳酸林格液（LR）脉冲式冲洗术野。值得一提的是，在出针后打第一个结时，应用脉冲水流冲洗缝合部位，清洗掉血凝块或组织碎片等，让组织清洁且紧密地对合。

—————————————————————— 参考文献 ——————————————————————

[1] Kovac JR, Lipshultz LI. Factors to consider for informed consent prior to vasectomy reversal. Asian J Androl. 2016; 18(3): 372.

[2] Lowe G. Optimizing outcomes in vasectomy: how to ensure sterility and prevent complications. Transl Androl Urol. 2016; 5(2): 176−80.

[3] Awsare NS, Krishnan J, Boustead GB, Hanbury DC, McNicholas TA. Complications of vasectomy. Ann R Coll Surg Engl. 2005; 87: 406−10.

[4] Adams CE, Wald M. Risks and complications of vasectomy. Urol Clin North Am. 2009; 36: 331−6.

[5] Sinha V, Ramasamy R. Post-vasectomy pain syndrome: diagnosis, management and treatment options. Transl Androl Urol. 2017; 6(Suppl 1): S44−7.

[6] Maatman TJ, Aldrin L, Carothers GG. Patient noncompliance after vasectomy. Fertil Steril. 1997; 68: 552−5.

[7] Murphy R, Perkins A, Marks MB, Burrows PJ, Marks SF. Post Vasectomy Reversal Semen Analysis Compliancy. Androl. 2012; 33(Suppl 2): 42.

[8] Teerawattananon C, Tantayakom P, Suwanawiboon B, Katchamart W. Risk of perioperative bleeding related to highly selective cyclooxygenase-2 inhibitors: A systematic review and meta-analysis. Semin Arthritis Rheum. 2017; 46(4): 520−8.

[9] Drobnis EZ, Nangia AK. Male Reproductive Functions Disrupted by Pharmacological Agents. Adv Exp Med Biol. 2017; 1034: 13−24.

[10] Rao M, Zhao XL, Yang J, Hu SF, Lei H, Xia W, Zhu CH. Effect of transient scrotal hyperthermia on sperm parameters, seminal plasma biochemical markers, and oxidative stress in men. Asian J Androl. 2015; 17(4): 668−75.

[11] Alom M, Ziegelmann M, Savage J, Miest T, Köhler TS, Trost L. Office-based andrology and male infertility procedures-a cost-effective alternative. Transl Androl Urol. 2017; 6(4): 761−72.

第五章

精道复通：吻合前的关键步骤

Vasectomy Reversal: The First Steps

除了使用专业的显微缝线，顺利完成显微精道复通还需遵守一些关键性的原则。在复通手术之前和手术期间，外科医生应做足准备工作，秉承一些关键理念，确保男性患者获得最好的治疗方案和最佳的手术结局。本章重点介绍了一些关键步骤，以及我们应对输精管吻合术（VV）或输精管附睾吻合术（VE）术前及术中挑战所获得的经验。复通开始之前，您需要确认手术室准备就绪，避免出现意外情况。遵守冻存组织、定位输精管缺损部位、确认腹侧精道通畅及横断输精管的关键原则。根据输精管液的宏观和微观分析结果指导术中决策，进而决定是执行 VV 还是 VE。避免输精管液交叉污染导致决策错误。此外，应在术前与男性患者讨论，冻存复通术中的精子以备不时之需。

术前需确认的事情

在您手术日进行的每一台手术，尤其是在医院的手术中心执行复通术之前，医生需确认以下问题：手术室巡回人员及工作人员到位并准备好了各种关键的显微设备；足够的专业显微缝线及复通手术可能需要的其他器材；确认手术显微镜和实验室显微镜的备用灯泡工作正常。如果您已经在各个中心完成了足够多的精道复通病例，那么您一定会遇到以下情况：巡回护士告知您所需的常规使用的专用显微缝线已经用光，但此时您很可能仅仅完成了一半的复通术，巡回护士只能为您提供他们自认为没问题的替代缝线（事实上几乎不可能替代）。如果男性患者选择术中精子冻存的话，您还需要一些特殊的准备工作，如准备一小瓶 HTF（人输卵管液／精子洗涤介质，Irvine Sicentific，目录号 9983），并确认男科医生等在手术室并准备接收标本。最后，即使精道复通的男性患者精道梗阻的时间很短，术前计划执行 VV，但仍需您确认执行 VE 的显微器械和显微缝线已经准备

© Springer Nature Switzerland AG 2019
S. H. F. Marks, *Vasectomy Reversal*,
https://doi.org/10.1007/978-3-030-00455-2_5

妥当。

预防性应用抗生素

虽然阴囊部位的"清洁–污染"伤口导致感染的风险很低，并且除了针对高感染风险的男性患者，许多专家均不预防性使用抗生素[1-3]，但是，在围手术期，我们仍常规对所有男性患者预防性静脉应用广谱抗生素（头孢氨苄 1 g）以预防感染。任何阴囊内的感染都可能对男性患者的复通术造成破坏性的影响，导致灾难性的后果，并使未来任何阴囊手术或再次复通的尝试变得更为困难。

VV：吻合前

复通手术开始之前需完成许多关键步骤，之后才是探查和吻合输精管。花些时间处理好这些关键步骤将使手术更容易、问题更少、效果更好。

复通术前体检

在全身麻醉状态下进行阴囊检查是明智之举，此时男性患者充分镇静或已经入睡。消毒铺巾前后的阴囊体检可以更好地评估男性患者特定的解剖结构及输精管结扎术后的各种状况。此时检查可以获得更多的信息：允许评估精索中输精管结扎术后缺损的位置，缺损的长度，可能的夹子或线结，是否存在精子肉芽肿及其大小（如果存在的话），以及其他的病理学改变。并且可以发现由先前的出血、感染、既往尝试复通失败、附睾囊肿、鞘膜积液、睾丸或精索肿块等因素引起的精索增粗。此时检查睾丸也可以获得大量的信息：从检出睾丸的病理学改变、既往手术后睾丸周围的瘢痕、任何萎缩性变化，到发现肿块或既往创伤性的痕迹等。这些额外的信息将使您能够更精确地计划手术方法和手术切口，预测并解决可能影响复通的诸多解剖问题和手术的顾虑。

局部麻醉

即使男性患者已处于全身麻醉状态，在手术开始之初，我们也会沿着计划的阴囊切口的位置注入约 10 mL 的局部麻醉剂到皮下组织。我们认为使用 2% 利多卡因和 0.5% 布比卡因 1∶1 混合液可获得最佳的阻滞效果。一旦完成切口，我们会在近端精索和输精管周围组织中注入更多的局部麻醉剂。尤其需要注意的是，不要将局麻药物注入输精管内。如果切口必须延长，则沿着预期的切口路径进行额外的局部麻醉剂注射。在处理输精管和执行复通之前给予精索阻滞麻醉，可消除术中及术后的疼痛，使男性患者感觉舒适。

切口选择

选用单个阴囊中线切口或双侧阴囊侧方的切口可以完成大部分的复通手术（图 5.1）。尽管两者有各自的优势，但我们发现每位外科医生最常采用的切口仍然是其在住院医生或研究生培训期间学到的切口方式。

一般来说，切口的长度为 3～4 cm，在便于接近和充分暴露损伤的输精管前提下，尽量减小切口。无论做哪一种切口，都要考虑到延长切口的可能性，因为探查后可能需要提出睾丸改行 VE 或进一步解剖腹侧的输精管。根据笔者个人的经验，无论是执行 VE，还是探查腹侧的输精管，单个阴囊中线切口几乎都可以胜任。如果术前检查提示腹侧输精管的断端位置较高或缺损较长，此时双侧阴囊侧方切口会成为笔者的首选。我们中心的 Peter Burrows 博士也更加青睐于双侧阴囊侧方切口。

一些专家倾向于使用 Keith Jarvi 博士提出的小切口技术，对于特定的病例来说，小切口是切实可行的[4-6]。必须评估双侧输精管结扎

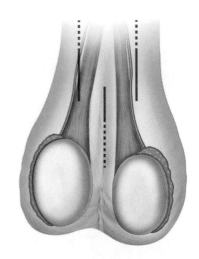

图 5.1　大多数专家使用的单个阴囊中线切口或双侧阴囊侧方的切口

术后的解剖结构变化，从而确定切口的位置，以及是否可以应用小切口技术。如果发现小切口并不合适，则可根据手术需要扩展切口。应用小切口时需要注意的是：切口不能过于狭小，否则会限制输精管及其周围组织的暴露，理论上增加出血的风险。尽管小切口对男性患者非常有吸引力，但在笔者 30 多年的实践中，仅一名男性患者适合应用小切口技术。虽然常规阴囊切口的长度仅有 3 cm，但数千名复通男性患者术后仍抱怨切口太长。

寻找输精管结扎的位置

应用拇指和示指由上至下触诊输精管，轻柔地感觉到输精管的缺损、金属夹、结扎线及细微的粗细变化，从而识别和确定输精管受损部位、黏附于输精管周围的瘢痕及脂肪。通常情况下，定位较为容易。但有些男性患者唯一的标识是既往手术位置附近输精管及其周围组织的密度变化。

如果您无法识别输精管结扎的部位

在极少数情况下，无法通过触诊识别输精管结扎术后的输精管缺损或瘢痕。此时，可以应用手术显微镜观察输精管上残存的结扎缝线，有时黑色或蓝色小点提示残留缝线的位置，有时可以发现可吸收缝线的琥珀点或结节。寻找缝线的另一个技巧是：首先发现与输精管粘连的脂肪或外膜，然后轻轻地将脂肪从看上去完好无损的输精管上移除，通常可以看到残留的线结或输精管的损伤部位。有时我们惊讶地发现远端输精管结扎的部位位于深部的输精管迂曲段，甚至之前的手术楔形切除了一小块附睾尾部，而输精管结扎的近端却选择了常规输精管结扎术所选用的输精管中段较直的部位，这些均增加复通手术的难度。

如果输精管结扎的部位仍难以确定，我们的经验是，提出尚未暴露的睾丸可

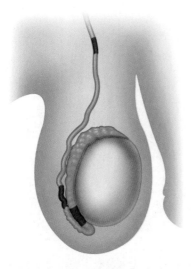

图 5.2　经阴囊的输精管结扎术的部位可能很低，即位于阴囊深部输精管的迂曲段，甚至在附睾尾部；抑或在非常高的位置，即位于腹股沟下方的阴囊内

允许您在非常深的输精管迂曲段或附睾尾部找到既往的手术部位，此时，可能需要您打开鞘膜并检查附睾远端。有时候，结扎输精管的平面很高，位于腹股沟管下方的阴囊内（图 5.2）。此时最好检查对侧的输精管，看看是否可以在对侧输精管对称的位置识别出结扎的部位。如果发现输精管缺损部位，那么修复对侧后再返回到初始侧，同时也大致知道应该注意的部分。

尝试上述方法仍然无法定位输精管结扎部位，如果已知男性患者既往有疝修补术、睾丸固定术、睾丸扭转探查术或任何腹股沟及盆腔的手术史，那么我们推测输精管结扎术是和其他腹股沟、盆腔或腹部的手术同时进行的[7-10]。重要的是，要意识到这种情况不仅仅限于盆腔区域的手术，我们有一名男性患者在接受择期胆囊切除术的同时进行了腹腔镜下输精管结扎术。另一名男性患者在修复疝气的同时进行了这一侧的腹腔镜下输精管结扎术，然后通过阴囊中线切口为这个男性患者完成了另一侧输精管结扎术，此时，未搞清楚状况的男性患者会认为两侧输精管结扎均是通过阴囊中线切口完成的。如果遇到上述情况，医生需审查男性患者的医疗记录，并且再次仔细检查其腹股沟区域的伤口，评估输精管结扎术是否经腹腔完成。某些男性患者接受了腹腔镜腹股沟疝修复手术，单独或联合其他盆腔、腹部手术，却没有在记录中注明输精管结扎的部位，有些男性患者腹股沟区没有手术瘢痕，甚至有些男性患者根本没有疝修补的手术史，所以，当医护人员与男性患者伴侣交流时（如果有的话），需要提醒她是否知道患者未提及的任何腹部或腹股沟区域的手术病史。

无法找到输精管结扎部位的情况是非常罕见的。但是，如果无法在一侧或两侧识别出输精管的结扎部位，那么有以下几种选择：仅在能够定位输精管结扎部位的一侧进行复通，如果单侧复通无法满足男性患者的需求，再进一步地讨论对策；另一个选择是取消复通手术，建议男性患者进行腹腔镜评估并为其重新安排或指定一位机器人腹腔镜 VV 的专家。还有一种方法是根据您的经验进行"有根据的猜测"，即假定某个区域是输精管结扎术的部位，然后评估腹侧和睾丸侧输精管的通畅情况，通过近端和远端是否存在梗阻来进一步明确输精管结扎部位。如果对侧的腹侧输精管开放且健康，但有附睾阻塞，并已知或假定同侧腹股沟区域梗阻，但同侧没有附睾梗阻，此时，交叉 VV 是合理的选择，即

将较长的腹侧输精管通过阴囊纵隔与健康睾
丸上方无附睾梗阻的睾丸侧输精管吻合在一
起[11, 12]（图 5.3）。

一旦确定了输精管结扎的部位

　　明确输精管结扎部位之后，需要对输精
管的缺损做出评估，包括缺损的长度、损伤
及瘢痕的范围、金属夹或结扎线的位置，以
及输精管中可能的钙化。虽然大多数情况下
输精管缺损的长度为 1 cm 或 2 cm，但有时
可能会遇到 5～7 cm 的输精管缺损。我们通
常会发觉输精管结扎术造成的输精管缺损的
实际长度远远超过术前触诊时所预测的长度
范围。这可能是由下列原因所致：金属夹在
输精管结扎部位的上方和下方几厘米处封闭
输精管造成损伤（图 5.4）、输精管结扎时过

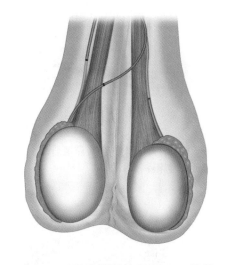

图 5.3　经阴囊纵隔的交叉 VV，较长
的腹侧输精管穿过阴囊纵隔与对侧睾
丸侧输精管吻合

度烧灼输精管腔内部或其周围（图 5.5）、阴囊内其他手术或创伤，抑或既往复通
术后输精管周围的出血、血肿或感染导致的瘢痕形成。

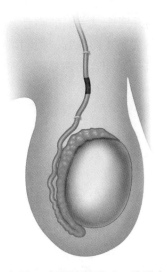

图 5.4　切除一小段输精管后，放置在断端
上方和下方几厘米处的金属夹

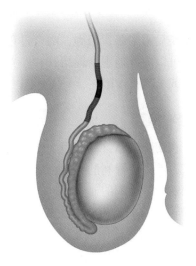

图 5.5　过度烧灼输精管腔或输精管周围组
织可能引起输精管的缺损和其远端的瘢痕

暴露输精管的结扎部位

　　当前有两种常用的方式通过切口显露输精管的结扎部位。第一种方法与笔者

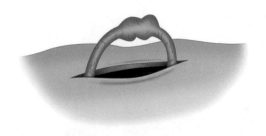

图 5.6 仅从切口中显露输精管结扎术部位和邻近的健康输精管

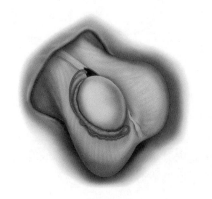

图 5.7 暴露半侧阴囊的内容物

采用的方法一致，即只单纯暴露输精管结扎部位两侧的输精管，使其看起来像一根意大利面条从一个纽扣孔中环形脱出来一样；另一种技术是暴露整个半侧阴囊的内容物（包括精索及睾丸）。当然，最适合医生和男性患者的方式才是最好的选择。

仅暴露输精管的方法

一旦您确定了输精管结扎的部位，那么暴露和切除输精管结扎术后的瘢痕通常并不困难，并且这么做有利于之后的修复（图 5.6）。即便术中需要改行 VE，大多数情况下，小切口也足以牵出睾丸并完成 VE，也可以根据实际情况，将切口向下延长，显露睾丸。

暴露半侧阴囊内容物的方法

有些复通专家选择暴露半侧阴囊内容物并完成这一侧的吻合，除非术中需要显露附睾，否则，吻合过程中需保持鞘膜的完整（图 5.7）。他们认为这种方法可以更好地观察输精管和睾丸的相互关系，并且更加容易地显露及评估附睾和（或）执行 VE。

固定输精管

在切除输精管梗阻段之前快速固定近端和远端的输精管是很关键的。在笔者看来，毛巾钳锋利的尖端可以有效固定输精管，放置毛巾钳时需尽可能地使输精管和输精管周围的血管束远离精索血管（图 5.8），直视下小心将毛巾钳的尖端固定在输精管的下方，避免无意中损坏任何输精管周围的血管。这样做确保两侧输精管的断端不会缩回组织深层或阴囊内。如果没有确切地固定输精管的断端，导致断端分离并缩回到阴囊深部，就不得不耗费时间和精力"找回"断端，如果此时伴有小血管的活动性出血，在紧

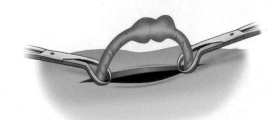

图 5.8 细尖毛巾钳固定近端和远端输精管及输精管周围组织

乱的解剖结构中定位和暴露回缩的输精管断端就变得尤其困难。故此，在整个复通过程中，我们保持毛巾钳固定不动，直到吻合完成后再将其取下并确认钳夹的部位没有出血。

保留并保护输精管周围的血液供应

禁止直接在输精管表面或其周围使用单级电凝，仅可使用双极电凝控制输精管的出血，并且避免在输精管的横截面或管腔内使用。输精管周围小血管可以用不可吸收的缝线缝扎止血，如用 5-0 至 7-0 尼龙线。最好避免在输精管表面或其周围使用可吸收缝线，由于缝合材料的组织反应和炎症重吸收过程可能会影响到邻近组织及输精管，理论上会增加输精管管腔内炎症和瘢痕形成的风险。

不要骨骼化输精管

不要为了看起来"更干净"，就剥离或去除输精管外膜使其骨骼化，输精管横断前应保持输精管的原始状态。在整个复通过程中，保持输精管供血很关键，让输精管外膜组织保持完整并黏附在输精管上直至横断是至关重要的。在许多二次复通的病例中，我们看到吻合部位上方和（或）下方为无血液供应的输精管段，这与第一次失败的修复中损伤了输精管末端的血液供应有关。骨骼化使得修复更容易、更美观，但事实上增加了输精管缺血并形成瘢痕的风险。

显微刀片

用于横断输精管的显微刀片非常锋利但十分脆弱，经过 2 次或 3 次横断输精管后常常会变钝。您需要经常更换显微刀片来确保平滑地、创伤最小地横断输精管。尤其无意中将刀片的刀锋划过金属夹之后，一个钝的显微刀片会撕裂、剪切输精管，而不是干净地切开输精管，从而导致输精管更多的创伤。而且，需要注意的是，不锈钢显微刀片非常脆且容易破碎成多个小块，一旦碎片散落在开放伤口中将难以处理。除此之外，还需注意的是，使用前需在手术显微镜下检查刀片，确认刀片是崭新洁净的，没有黏附任何的碎屑、干燥的血凝块或不规则的切割边缘；请勿尝试强行插入太厚的刀片通过输精管切割钳的导引槽。如果未注意上述问题，有问题的刀片可能会钩住或拖拽输精管，导致其横截面不规则或者凹凸不平。

这里提供一些窍门来降低成本并确保您拥有最锋利的显微刀片。第一个窍门是用普通大剪刀将长 35 mm 直的显微刀片（ASSI.CBS35）切成两半（图 5.9），将一个刀片分为两个只有一半长度的短刀片，每个短刀片可使用 4～6 次。在第一侧使用 2 次后，只需将短刀片翻转并固定在刀架（ASSI.BHS12）上，对侧的输精管使用刀片的另一端。在大多数情况下，您只需使用 1/2 个显微刀片即可完成整个复通，从而降低了成本。如果您在术中确实需要额外的刀片，那么另一半刀片也已经过消毒并可以立即使用。第二个窍门是使用标准的"老式"安全剃须刀片，这让您拥有令人难以置信的锋利刀片并节省更多成本。用大剪刀轻易地切断长而薄的连接刀锋的部分（图 5.10）。我们用这种方式获得了非常好的效果，并且其成本大大降低。

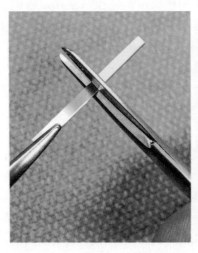 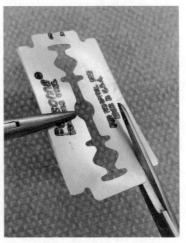

图 5.9　用大剪刀将一个显微刀片切成两半，分成两个刀片，每个刀片两端都有一个新的刀锋（图片来源：Sheldon Marks）　图 5.10　用大剪刀剪掉安全剃须刀片的中央臂，一片剃须刀片可提供两个长刀片（图片来源：Sheldon Marks）

输精管的横断面

在输精管结扎术后瘢痕的上方和下方切除输精管，不仅仅是为了去除受损的输精管及瘢痕组织，更重要的是使用合适的工具和最佳的技术最大限度地减少创伤并确保输精管保持理想的解剖结构，使专业的显微吻合变得更容易，同时最大限度地减少并发症。以下是我们在准备用于吻合的输精管断端时使用的技术、提示和技巧。

输精管切割钳：带角度的、垂直的，抑或使用 11 号刀片

腹侧和睾丸侧输精管的横断面应是光滑且干净的切割面，以便更确切地将其吻合。大多数复通专家都使用以下选项来抓持并横断输精管。最常使用的三种设备为：

（1）标记角度的输精管切割镊（ASSI.NHF-2.15，2.5.15 或 3.15）。
（2）带有 90° 刀片槽的输精管 / 神经抓持镊（ASSI.NHF-2，2.5 或 3）。
（3）11 号手术刀片和 6 英寸（1 英寸≈ 2.54 cm）无菌木质压舌板。

大多数专家更喜欢使用带有偏心定位刀片槽的输精管切割镊（也称为神经夹钳）（图5.11）配合崭新的丹尼斯公司（Dennis）、海狸公司（Beave）或其他公司类似的显微刀片横断输精管。这种切割镊可以稳定地将输精管固定在适当的位置以供精确地切割。而且，相对将输精管压在无菌木质压舌板上并使用较厚的11号刀片切割的方法而言，应用切割镊减少了对输精管的剪切和挤压的创伤。

带有刀片导向槽的15° Marks 输精管切割镊（图5.12）是由创面愈合领域的一位权威专家开发的。相对于标准的直角横断输精管获得的圆形截面而言，输精管的椭圆形截面增加了管腔的表面积[13]。最近的一项综述表明，运

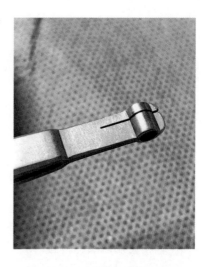

图5.11 90° 输精管切割镊（ASSI）（图片来源：Sheldon Marks）

用带角度的输精管切割镊具有更高的成功率，降低了吻合口狭窄和梗阻的概率，这样的结果可能与输精管较大的椭圆形管腔相关。当使用带角度的输精管切割镊时，请注意镊子侧面的标签并保持两端一致，从而确保吻合后输精管成一直线并得到相对较大的管腔（图5.13 和图5.14）。

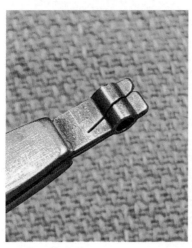

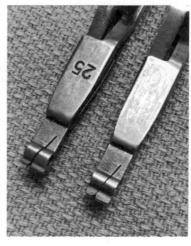

图5.12 ASSI公司带有刀片导向槽的15° Marks输精管切割镊，椭圆形的管腔增加了管腔的表面积（图片来源：Sheldon Marks）

图5.13 当横切腹侧和睾丸侧输精管时，相同的器械标签面需始终面向外科医生，确保两侧输精管横截面的角度是一致的（图片来源：Sheldon Marks）

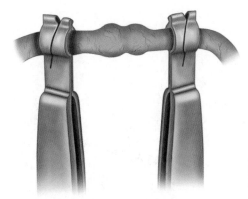

图 5.14   腹侧和睾丸侧输精管需对齐以确保椭圆形管腔的最大

输精管切割镊的定位

保持输精管自然的走向，观察并触摸输精管，选取正常平滑、没有瘢痕和硬结的部分，将输精管切割镊握持住整个输精管及输精管周围筋膜且没有包括大的血管，并确认横断部位的上方或下方几毫米内没有任何牵拉力和金属夹（图 5.15）。同时需要确定游离的输精管长度已足够，以便在其固定后进行吻合时，输精管可以轻易地单向旋转至少 90°。在切除输精管结扎术后的瘢痕时，尽可能多地保留腹侧输精管的长度。定位输精管切割镊的挑战在于，要求输精管的横断面尽可能接近缺损并横断在健康的输精管上，同时不能残留任何不健康的组织或瘢痕。当应用显微刀片切割输精管时，确保输精管切割镊与输精管的纵轴呈 90°（图 5.16）。

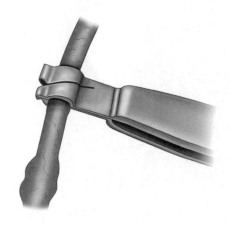

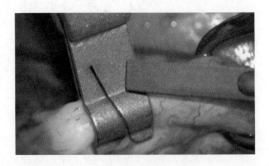

图 5.15   无张力地将血管切割镊夹在健康的输精管上，距离受损的输精管位置约几毫米

图 5.16   输精管切割镊与输精管的纵轴成直角，同时避免切断输精管周围较大的血管（图片来源：Sheldon Marks）

横断输精管

在手术显微镜下，将干净的刀片插入输精管切割镊的导引槽的顶部，插入的深度直至刀柄（图5.17）。如果遇到致密的或特别增厚的输精管周围筋膜的情况，那么也可以选择将刀片从开放侧切入切割镊的导引槽内。根据输精管的直径不同，从三种尺寸中（2.0、2.5和3.0）选取最适合的输精管切割镊（图5.18）。将刀片从导引槽拔出的同时，向刀锋施加少许压力，切割输精管的动作轻柔且坚决，避免锯及往复摇摆式的切割（图5.19）。使用崭新且干净的刀片一次完成切割动作。如果刀片仅部分横断了输精管或有刮擦、拖动输精管等感觉，均提示刀片变钝、切割到瘢痕或金属夹。清洁刀片导引槽，更换新刀片，然后在输精管断端上方1~2 mm处重新切割。

切割后立即用显微止血钳的尖端抓住并固定切口外膜的边缘（图5.20），然后在手术显微镜下花一点时间检查输精管的外膜血管及其周围的小血管是否无意中被部分切开或完全切断，如果存在出血，则使用结扎或双极控制出血。

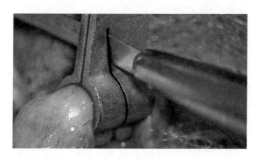

图5.17　显微刀片完全插入刀片引导槽的顶部（图片来源：Sheldon Marks）

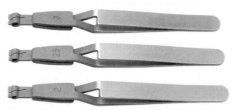

图5.18　选取三种尺寸（2.0、2.5和3.0）中最适合的Marks带角度的输精管切割镊（图片来源：Accurate Surgical and Scientific Instruments, Corp.［ASSI］）

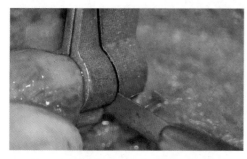

图5.19　向下轻柔地施加压力并将显微刀片抽出，一次动作完成切割（图片来源：Sheldon Marks）

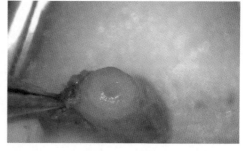

图5.20　用显微止血钳抓住输精管周围外膜的切缘（图片来源：Sheldon Marks）

去除还是保留输精管瘢痕 / 肉芽肿

只要有可能，我们更倾向于去除输精管结扎术后的瘢痕和与之邻近的术后残留物。我们总是切除瘢痕化的精子肉芽肿，从而避免炎症性肿块留在原位并且与新的吻合口相邻。因肉芽肿周围组织中的血管密度可能明显增加，所以去

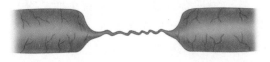

图 5.21 当残留的输精管瘢痕体积非常小时，可以绕道执行吻合

除时必须小心谨慎。留下受损的输精管瘢痕并绕道进行吻合的主要原因有：多根大血管通过致密的输精管周围瘢痕或瘢痕的体积非常小（图 5.21）。

检查横截面及管腔

横断输精管后知道关注哪些问题将显著降低吻合的难度并提高手术成功率。花点时间确保切断的输精管断端无瘢痕残留并具有理想的管腔会使显微缝合变得更容易，并发症更少。

何为理想的横截面

横断输精管后，手术显微镜下仔细检查两侧输精管的横截面是很重要的。首先，确保输精管的截面干净、组织健康且无瘢痕残留，具有圆形且位于中央的管腔，对称的"靶心"样肌层及清晰的黏膜边缘（图 5.22）。然后，检查输精管管腔黏膜，要求黏膜边缘清晰可见，干净且健康。如有必要，可轻松地将显微镊的尖端置入输精管管腔内并轻轻撑开，以便更好地观察管腔内 1～2 mm 的黏膜（图 5.23）。这个操作可以更好地显示输精管管腔及黏膜的边缘，并且为 70 μm 或100 μm 显微缝针穿过管腔时提供支撑。

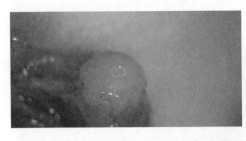 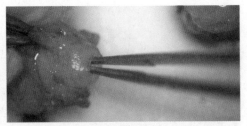

图 5.22 目标是建立具有中央圆形管腔的输精管截面，具有对称的"靶心"样肌层和清晰的黏膜边缘（图片来源：Sheldon Marks）

图 5.23 将显微镊的尖端插入输精管管腔内并轻轻撑开，以便更好地观察管腔内 1～2 mm的黏膜（图片来源：Sheldon Marks）

不要扩张管腔

不要用泪道扩张器或者显微镊强行扩张输精管管腔。事实上，扩张会导致管腔黏膜的拉伸、撕裂和微创伤，可能导致扩张后瘢痕形成，不建议使用泪道扩张

器这种陈旧的技术。如果输精管的内腔过小，可能是因为横断的位置太靠近输精管的瘢痕，再次切除几毫米的输精管后即可显露健康的管腔。使用显微镊子的尖端轻柔地支撑输精管内腔的边缘，以便在缝合时更好地观察黏膜的边缘。有时候医生会发现断端的管腔黏膜边缘缩入输精管管腔内几毫米，而有时腹侧输精管断端的黏膜表现为突出的"袋状"。对于这两种情况，也需要再次切除几毫米的输精管，直到建立整洁的管腔黏膜并与对侧输精管的横截面对齐。

如果输精管瘢痕化或不规则

如果靠近输精管横截面的肌层瘢痕化或者输精管管腔不规则，此时明智的选择是：再次观察并触诊输精管，并且沿着断端向上或向下切除 1～2 mm（图 5.24）。然后通过显微镜重新检查，健康输精管的横截面表现为：干净且光滑的断端，具有"牛眼"外观，管腔位于中央，黏膜边缘清晰可见。

偏心性管腔 / 弯曲的输精管

如果看到输精管的横截面上具有偏心性管腔，应该再次横断输精管，从而避免输精管的肌层厚薄不均的情况（图 5.25）。如果输精管弯曲且其侧壁非常薄，则可能需要切割数次才能找到具有中心管腔的输精管横截面。如果睾丸侧的输精管断端位于输精管的迂曲段之内，那么建立具有中央管腔的输精管断端是有难度的。如图所示，横断的最佳位置是在输精管褶皱弓的顶点，或者在相邻的两个褶皱弓的中点上（图 5.26）。如果输精管管腔四周有足够的肌层用于吻合，那么具有近似中央管腔的输精管横截面也是可以接受的[14, 15]。

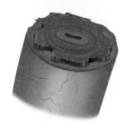

图 5.24　输精管具有偏心性管腔或横截面上具有瘢痕

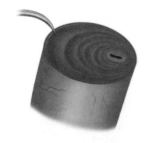

图 5.25　偏心性输精管管腔

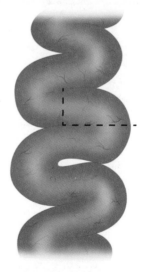

图 5.26　在迂曲的输精管褶皱弓的顶点，或者在相邻的两个褶皱弓的中点上横断输精管，从而建立具有中心管腔的输精管断端

检查腹侧输精管是否通畅

最常用的确定腹侧输精管通畅的技术是使用生理盐水进行输精管造影。在手术显微镜下，将 24 号静脉留置针的尖端置入腹侧输精管的管腔，用 3 mL 注射器轻轻地将 1～3 mL 肝素化盐水或乳酸林格液灌注到腹侧输精管内，如果灌注很轻松，并且灌注液随尿液流出，那么推定腹侧输精管是通畅的。大多数情况下，不需要应用很大的压力实施灌注。切记不要强行灌注，有时从留置导尿管中流出的灌注液会稍有延迟。

如果灌注时阻力很大，并且注入灌注液从管腔中逆行喷出来，这种情况提示梗阻的平面非常接近输精管的横断端，例如：腹股沟管或骨盆段输精管的梗阻。我们的经验是，轻柔地将 0 号聚丙烯缝线（Prolene）的钝端插入腹侧输精管的管腔，直到缝线无法继续通过，用止血钳夹在输精管断端的聚丙烯缝线上做标记，

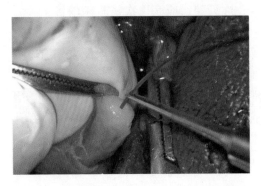

取出聚丙烯缝线，测量止血钳到缝线末端的长度，运用此方法来估计梗阻平面到腹侧输精管断端的距离。在使用此方法之前，需要医生在手术显微镜下检查聚丙烯缝线的末端，确保它不锋利或有角度，避免缝线通过管腔时刮擦或损伤娇嫩的输精管黏膜，如果丙烯缝线的末端是尖锐的，需将其重新切割并使之平滑。根据笔者的经验，大多数输精管梗阻均发生在腹股沟区域（图 5.27）。

图 5.27　将 0 号聚丙烯缝线穿入腹侧输精管以确定梗阻的位置（图片来源：Sheldon Marks）

有些专家喜欢进行染色的输精管造影。通过 24 号静脉留置针将 1∶10 稀释的靛蓝胭脂红灌注到腹侧输精管中。通过导尿管中的尿液变为蓝色至绿色来证实输精管的通畅。此方法的缺点在于，在对侧重复这一步骤时，首侧注入膀胱中的染料增加了辨识对侧输精管是否通畅的难度。在拟行机器人辅助的盆腔 VV 吻合术之前，应用 2～3 mL 稀释的水溶性造影剂进行常规的放射性输精管造影，进而确定和定位梗阻的部位，这对于明确术前诊断是有帮助的。

输精管液分析

分析输精管液是精道复通手术中最为关键的一步，但常常被许多精道复通的医生忽视。术中判定执行 VV 或者 VE 的唯一正确的方法，即根据输精管液的宏观及微观分析结果来选择。恰当地评估输精管液符合"患者利益至上"的原则，也应该成为外科医生的医疗标准。然而，一些医生仅仅根据梗阻时间、对输精管

液的粗略估计或其他参数进行假设并作为复通术的理由，还有些医生对每位男性患者只进行双侧 VV 吻合术。领袖级的复通专家都认为：如果您即将为男性患者执行精道复通术，那么您有责任在显微镜下分析输精管液，并以此判定是进行 VV 还是 VE，从而为男性患者执行正确的手术方式，进而最大限度地取得手术的成功。

输精管液的宏观评估

观察并记录来自睾丸侧输精管液的颜色、黏稠度和体积。尽管输精管液的性状通常保持不变，但您可能会注意到，在复通过程中输精管液的颜色、黏稠度和（或）体积会发生变化。例如，在某些病例中，随着手术时间的推移，输精管液的体积从最初的少量到不断增加，再到最后变到中等甚至大量。

输精管液的体积被描述为无、最小、少量、中量和大量。需记录术中所见到的体积的最大值。我们习惯将输精管液的颜色分为清晰、模糊、白色、黄色或棕色几种类型。输精管液的黏稠度分为水样、乳脂状、浓稠状或糊状等。有时候输精管液为凝胶状，有时甚至像曲轴箱油一样。也有些医生喜欢将输精管液的黏稠度简单地描述为水溶性或非水溶性两类。需要强调的是，孤立的输精管液的宏观评估并不适合作为判定执行 VV 或 VE 的唯一决定因素。有时候最初的乳白色输精管液会被误认为存在更深部的附睾梗阻，但显微观察输精管液发现了大量精子。只有在输精管液的微观分析结果模棱两可的情况下，医生需参考宏观评估结果并做出恰当的决策。

准备玻璃载玻片

通常情况下，横断睾丸侧的输精管后，输精管液会自动从管腔中流出，只需将无菌载玻片的末端轻轻接触输精管的断端，即可从管腔中获取一小滴输精管液。快速将载玻片传递给巡回护士，并立即放置盖玻片，避免液滴变干，然后在实验室显微镜下有机会找到活动率并不理想的精子。上文提及，初始的输精管液性状往往与随后的输精管液的宏观或微观的检查结果不一致。故此，即使初始的分析结果不倾向执行 VV，也不要仅仅观察一张载玻片后就作出判断，毕竟 VV 比 VE 有更高的手术成功率。某些情况下，您在初始的输精管液中只看到了精子的碎片，但是，在吻合期间，输精管液中可能会出现带有部分尾巴的精子甚至完整的运动精子。所以，如果首张载玻片的结果不理想时，通常建议在输精管液流出一段之后再次检查。为了方便回顾载玻片并保持其井井有条，我们的做法是为每张载玻片贴上带有男性患者信息的标签，并清晰地标明"左 / 右"及编号，如 L1 或 R4。

如果获取的输精管液滴太小，则需要快速将一小滴肝素化生理盐水、人输卵管液或乳酸林格液滴到载玻片的输精管液上，以防止其干燥，然后再放置盖玻片镜检。如果输精管液内的乳脂状物质过于浓稠，则需要添加一小滴稀释液体，在载玻片上搅拌使输精管液变得不那么致密，这个方法可以更容易地从较稠厚的标本或密集的细胞碎片中看到可能被忽略的精子。如果睾丸侧输精管的管腔内完全看不到输精管液，这种情况在切除精子肉芽肿后很常见，此时，另一个小窍门是在载玻片上放一小滴肝素化生理盐水、HTF 或 LR，然后用这个液滴触碰睾丸侧输精管的末端，通过这个方法也可以拾取到足够的精子用于显微镜镜检。

在最初的输精管液中看不到精子时的识别精子技术

（1）连续检索几张载玻片，即使在最初的载玻片上没有发现精子，有时候，在后续载玻片上仍可以看到精子。

（2）轻轻挤压输精管或者远端附睾，促使输精管液从睾丸侧输精管中流出。需要注意的是，在伴有精子肉芽肿的病例中，大部分男性仅有非常少量的输精管液从睾丸侧输精管中流出。

（3）等待一段时间，使得输精管液从睾丸侧更深部的输精管中流出。等待时间的长短因人而异，在某些病例中，为了看到更好的输精管液的结果，我们会暂停这一侧，转到对侧进行复通，以便留有更多的时间观察这一侧的输精管液是否有变得更好，以及是否会出现精子。

（4）在初始输精管液中没有找到精子的情况下，通过 24 号留置针头用冲洗液轻柔地灌洗睾丸侧输精管管腔，分析输精管灌洗液常常可以发现精子。

（5）有时候，用室温冲洗液小幅度脉冲式地灌洗输精管和附睾可以刺激睾丸侧输精管的蠕动，同时增加输精管液的流出，并在其中发现完整精子或其有长尾的精子。

花时间分析输精管液是非常关键的，找到精子就可以进一步执行 VV，如果没有看到完整精子或部分精子，则选择 VE。通常情况下，外科医生或其助手在手术台旁边的试验显微镜下寻找载玻片上的精子或精子碎片。有些医生倾向于亲自寻找，有些医生则指派一名男科医生协助其寻找。此时，巡回人员将载玻片传送给男科检验人员并在其实验室的显微镜下进行仔细分析，寻找精子或精子碎片。有时，当外科医生未找到精子，正在考虑进行 VE 时，具有充足时间和专业知识的男科检测人员可以更全面地检视载玻片，并且能够识别出稀少的完整精子，有时甚至是活动精子或带有部分尾部的精子，进而引导手术医生实施成功率更高的 VV。

手术室和实验室显微镜

除非您拥有自己的男科学实验室，否则外科医生或助手在术中必须亲自检查并寻找输精管液或附睾液中的完整精子或者精子碎片，从而决定是执行 VV 还是 VE。最好在手术室中配备一台优质的高倍显微镜以便于医生术中分析。我们的手术室就为外科医生配备了一台高倍显微镜，与此同时，与手术室相邻的男科学实验室的专职男科医生拥有另一台高倍显微镜，专门用于输精管液的分析。

术中决策：执行 VV 还是 VE

专业的精道复通专家有别于其他医生的关键一点是：专家会在术中检查输精管液，然后根据微观结果来决定是执行 VV 还是 VE。许多医生经常忽视这一步骤，但这个步骤确实是精道复通术中最关键的一步。医生没有任何理由不进行输精管液的微观分析。

输精管管液微观分析的作用

当术中决定实施 VV 或 VE 时，最重要的环节就是睾丸侧输精管液的微观评估。如果在其中看到精子或精子碎片，则证明睾丸-附睾-睾丸侧输精管系统是通畅的，此时应执行 VV；如果在显微镜下看不到精子或精子碎片，这意味着存在更深部的附睾梗阻，则应执行 VE[16]。在分析输精管液时要力争寻找形态最佳的精子（拥有长尾部的精子），并且在高倍显微镜下估计输精管液中精子的质量，包括完整精子、活动精子、具有部分尾巴的精子、仅有精子头部及仅存精子尾部的数量和比率，或即使没有发现精子，但注意到输精管液中类似"雪"一样的退化的精子碎片（图 5.28）。我们认为，在输精管液中至少发现带有部分尾部的精子通常可证明附睾无梗阻，可以执行 VV。许多专家错误地认为：尽管输精管液中无精子，但输精管液的宏观分析得出有利结果也是可以执行 VV 的。在大多数

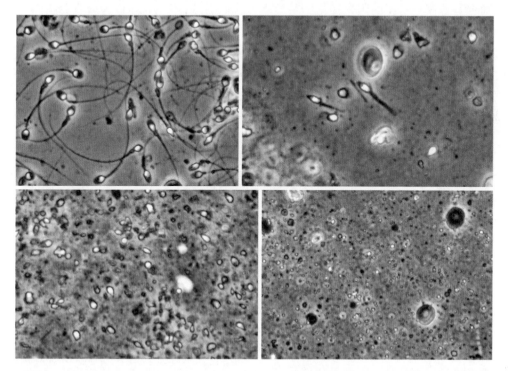

图 5.28　完整精子、带有部分尾部的精子、仅有精子头部和类似"雪"一样的精子碎片（图片来源：Sheldon Marks）

情况下，当输精管液内未发现精子时，我们会选择执行 VE[16-28]。

这是我们制订的常规用于输精管液中精子质量的分级系统[29, 30]。

1 级：大部分是正常精子，运动精子。

2 级：大部分是正常精子，非运动精子。

3 级：带有部分尾部的精子。

4 级：大部分是精子头。

5 级：只有精子头部。

6 级：没有精子。

不确定的输精管液

当输精管液的结果模棱两可，无法确定精道梗阻的部位，并且也没有明确的更深部位附睾梗阻的证据时，我们需要考虑其他的管液因素、男性患者及其伴侣因素，从而做出合理的决策，包括输精管液的宏观分析结果、梗阻时间、女性伴侣的年龄、生育时间表，以及您与夫妇术前讨论过的对复通术式的偏好。我们的 VE 成功率之所以如此之高，原因在于一旦存在附睾梗阻的证据，即在输精管液中没有发现完整精子或精子碎片时，我们通常会在那一侧执行 VE。

多年来的经验告诉我们：在遇到模棱两可的输精管液分析结果，或我们无法确定是否存在更深的附睾梗阻的情况下，我们会选择 VE，并且进一步分析附睾小管液，如果在其中可观察到数量和运动能力都令人满意的精子，即可证实附睾梗阻的判定。上述经验说明，在输精管液分析结果模棱两可的情况下，执行 VE 是正确的选择。在决策的过程中，需同时将对侧输精管液的分析结果纳入考量范围。例如，首侧输精管液中发现精子并因此执行了 VV，那么，如果对侧输精管液的分析结果模棱两可的话，对侧执行 VE 是比较好的选择。如果双侧的输精管液都无法确定，那么可以选择一侧 VE，一侧 VV，从而尽量覆盖"所有的可能"，使男性患者复通的概率最大。如果男性患者有睾酮类药物用药史，那么除了考虑附睾梗阻，医生必须考虑到睾丸抑制导致的输精管液内无精子的可能。此时需要进行诊断性睾丸取精术（testicular sperm extraction，TESE）以确定男性患者是否具有正常的生精功能，或精子发生受到抑制，甚至生精阻滞，进而帮助医生做出最终的决策。

交叉污染

防止精子从一侧交叉混杂污染到对侧，最重要的环节是医护人员需了解污染的可能性并采取预防性措施。在分析对侧输精管液时，来自首侧的输精管液、附睾液中的精子无意中污染了对侧输精管液或者沾染到玻璃载玻片上。交叉污染错误地提示了对侧精道系统是通畅的，进而实施了 VV。如果此时确实存在对侧附睾的梗阻，那么对侧的复通手术是无效的。

我们发现这个问题可能发生于以下两种情况。

（1）在载玻片上使用器械或静脉留置针的尖端稀释并搅拌首侧的输精管液，导致精子留在其尖端上。如果再次应用这个器械或静脉留置针的尖端搅拌对侧输精管液的话，则可能会将稀少精子引入对侧无精子的输精管液中。进而，这些精子将被视为对侧精道系统通畅的证据，在原本应执行 VE 时，医生错误地执行了 VV。

（2）另一种可能性是，在首侧吸出或冲洗过精子的静脉留置针的末端可能会有一些精子残留，并且，这些残留的精子被意外地引入了对侧的输精管液中，从而导致误判的结果。

为了解决这个潜在的问题，在手术期间我们使用两个单独的 3 mL 注射器，每个注射器清楚地标记为"左"和"右"，分别用于每一侧任何形式的冲洗或输精管液的灌洗。左侧注射器只能在 Mayo 支架上使用，或者在左侧工作时使用，使用后移到后台；右侧操作时，应用右侧的注射器。仅用静脉留置针的尖端在玻璃载玻片上搅拌输精管液，避免使用任何手术器械的尖端接触输精管液，从而消除精子从首侧交叉污染到对侧的风险。

精子冷冻保存

在复通手术中，如果输精管液在体积、精子数量和运动性这三个关键参数上都满足存储的条件，并且男性患者已经申请了精子冷冻保存的话，那么医生将用含有人输卵管液的 1 mL TB 型注射器吸取输精管液，并通过 24 号静脉留置针将其灌注到含有 0.5 mL 常温人输卵管液的无菌试管中。当从输精管中吸出足够的输精管液后，将试管传递给男科医生进行分析，以确定可冻存的精子数量是否足够，或仍需要更多的输精管液。如果样本合格，则对其进行冷冻保存。

冻存或不冻存

关于精道复通时精子冻存的价值和成本效益比存在很多争议[31-33]。无论您是否已经与您的男性患者讨论过这个问题，男性患者从他们的朋友、家人及大众媒体中非常清楚地了解到：使用库存精子进行体外受精、卵胞质内单精子注射（IVF+ICSI）等方式也可以获得亲生子代。如果您在术前不讨论冷冻保存的利弊，或者并未向他们提供这个选项，他们可能会在术后质疑您为什么不提供此讯息及执行精子冻存。我们认为，如存在复通不成功的可能性，以及男性患者伴有其他健康或生育问题，那么，冻存的精子可以在未来的某个时间段内为夫妇提供一个合理的备用选择。

双侧 VE 术中应该进行精子冷冻保存，原因在于较低的成功率和精液中出现足够精子的时间跨度变数较大[34-37]。当然，在向男性患者介绍有关精子冻存的选择和如何使用冷冻精子的时候，也应该告知男性患者后继治疗导致的额外支出，以及增加与 IVF/ICSI 相关的母婴健康风险[38, 39]。无论是先执行吻合术还是先执行精子冻存，都会让医生面临一个新的困境：如果对单侧或者双侧 VE 的男性进行精子冻存，选用附睾上哪个部位的小管比较合适？理论上，附睾尾部的小管精子成熟度更高，并且技术上使得 VE 更容易执行，但难收集到足够多的精子用于冻存；或者，在术中明智地选取含有更多附睾液的附睾头部小管，目的是获得更多存活的精子用于未来的 IVF，但在此部位执行的 VE 导致术后射出的精液中拥有活动精子的可能性会降低。从技术来说，除非女方高龄或者准许其受孕的时间很短，否则高质量的 VE 应优于精子冷冻保存。当然，有些专家持反对意见，认为在这些情况下，因双侧 VE 术后成功率和妊娠率均较低，故术中获得足够的精子并用于辅助生育更有意义。

参考文献

[1] American Urological Association; American Academy of Orthopaedic Surgeons. Antibiotic prophylaxis for urological patients with total joint replacements. J Urol. 2003; 169: 1796-7.

[2] Wolf JS Jr, Bennett CJ, Dmochowski RR, Hollenbeck BK, Pearle MS, Schaeffer AJ. Best practice policy statement on urologic surgery antimicrobial prophylaxis. J Urol. 2008; 179(4): 1379-90.

[3] Lowe G. Optimizing outcomes in vasectomy: how to ensure sterility and prevent complications. Transl Androl Urol. 2016; 5(2): 176-80.

[4] Jarvi K, Grober ED, Lo KC, Patry G. Mini-incision microsurgical vasectomy reversal using no-scalpel vasectomy principles and instruments. Urology. 2008; 72: 913-5.

[5] Grober ED, Jarvi K, Lo KC, Shin EJ. Mini-incision vasectomy reversal using no-scalpel vasectomy principles: efficacy and postoperative pain compared with traditional approaches to vasectomy reversal. Urology. 2011; 77: 602-6.

[6] Werthman P. Mini-incision microsurgical vasoepididymostomy: a new surgical approach. Urology. 2007; 70: 794-6.

[7] Schulster ML, Cohn MR, Najari BB, Goldstein M. Microsurgically assisted inguinal hernia repair and simultaneous male fertility procedures: rationale, technique and outcomes. J Urol. 2017; 198(5): 1168-74.

[8] Schulster ML, Cohn MR, Najari BB, Goldstein M. Microsurgically assisted inguinal hernia repair and simultaneous male fertility procedures: rationale, technique and outcomes. J Urol. 2017; 198(5): 1168-74.

[9] Nagler HM, Belletete BA, Gerber E, Dinlenc CZ. Laparoscopic retrieval of retroperitoneal vas deferens in vasovasostomy for postinguinal herniorrhaphy obstructive azoospermia. Fertil Steril. 2005; 83: 1842.

[10] Shaeer OK, Shaeer KZ. Pelviscrotal vasovasostomy: refining and troubleshooting. J Urol. 2005; 174: 1935-7.

[11] Lizza EF, Marmar JL, Schmidt SS, Lanasa JA Jr, Sharlip ID, Thomas AJ, Belker AM, Nagler HM. Transseptal crossed vasovasostomy. J Urol. 1985; 134: 1131-2.

[12] Sabanegh E, Thomas AJ. Effectiveness of crossover transseptal vasoepididymostomy in treating complex obstructive azoospermia. Fertil Steril. 1995; 63(2): 392-5.

[13] Crosnoe LE, Kim ED, Perkins AR, Marks MB, Burrows PJ, Marks SH. Angled vas cutter for vasovasostomy: technique and results. Fertil Steril. 2014; 101(3): 636-9.

[14] Patel SR, Sigman M. Comparison of outcomes of vasovasostomy performed in the convoluted and straight vas deferens. J Urol. 2008; 179: 256-9.

[15] Sandlow JI, Kolettis PN. Vasovasostomy in the convoluted vas deferens: indications and outcomes. J Urol. 2005; 173: 540-2.

[16] Ostrowski KA, Tadros NN, Polackwich AS, McClure RD, Fuchs EF, Hedges JC. Factors and practice patterns that affect the decision for vasoepididymostomy. Can J Urol. 2017; 24(1): 8651-5.

[17] Elzanaty S, Dohle GR. Vasovasostomy and predictors of vasal patency: a systematic review. Scand J Urol Nephrol. 2012; 46: 241-6.

[18] Hinz S, Rais-Bahrami S, Weiske WH, Kempkensteffen C, Schrader M, Miller K, et al. Prognostic value of

intraoperative parameters observed during vasectomy reversal for predicting postoperative vas patency and fertility. World J Urol. 2009; 27(6): 781−5.

[19] Kirby EW, Hockenberry M, Lipshultz LI. Vasectomy reversal: decision making and technical innovations. Transl Androl Urol. 2017; 6(4): 753−60.

[20] Kolettis PN, Burns JR, Nangia AK, Sandlow JI. Outcomes for vasovasostomy performed when only sperm parts are present in the vasal fluid. J Androl. 2006; 27: 565−7.

[21] Kolettis PN, D'Amico AM, Box L, et al. Outcomes for vasovasostomy with bilateral intravasal azoospermia. J Androl. 2003; 24: 22−4.

[22] Jarow JP, Sigman M, Buch JP, Oates RD. Delayed appearance of sperm after end-to-side vasoepididymostomy. J Urol. 1995; 153: 1156−8.

[23] Ramasamy R, Mata DA, Jain L, Perkins AR, Marks SH, Lipshultz LI. Microscopic visualization of intravasal spermatozoa is positively associated with patency after bilateral microsurgical vasovasostomy. Andrology. 2015; 3(3): 532−5.

[24] Scovell JM, Mata DA, Ramasamy R, Herrel LA, Hsiao W, Lipshultz LI. Association between the presence of sperm in the vasal fluid during vasectomy reversal and postoperative patency: a systematic review and meta-analysis. Urology. 2015; 85(4): 809−13.

[25] Sheynkin YR, Chen ME, Goldstein M. Intravasal azoospermia: a surgical dilemma. BJU Int. 2000; 85: 1089−92.

[26] Shin YS, Sang KSD, Park JK. Preoperative factors influencing postoperative results after vasovasostomy. World J Mens Health. 2012; 30(3): 177−82.

[27] Sigman M. The relationship between intravasal sperm quality and patency rates after vasovasostomy. J Urol. 2004; 171: 307−9.

[28] Smith RP, Khanna A, Kovac JR, et al. The significance of sperm heads and tails within the vasal fluid during vasectomy reversal. Indian J Urol. 2014; 30: 164−8.

[29] Belker AM, Thomas AJ Jr, Fuchs EF, Konnak JW, Sharlip ID. Results of 1,469 microsurgical vasectomy reversals by the Vasovasostomy study group. J Urol. 1991; 145: 505−11.

[30] Silber SJ. Microscopic vasectomy reversal. Fertil Steril. 1977; 28: 1191−202.

[31] Glazier DB, Marmar JL, Mayer E, Gibbs M, Corson SL. The fate of cryopreserved sperm acquired during vasectomy reversals. J Urol. 1999; 161: 463−6.

[32] Boyle KE, Thomas AJ Jr, Marmar JL, Hirshberg S, Belker AM, Jarow JP. Sperm harvesting and cryopreservation during vasectomy reversal is not cost effective. Fertil Steril. 2006; 85: 961−4.

[33] Schrepferman CG, Carson MR, Sparks AE, Sandlow JI. Need for sperm retrieval and cryopreservation at vasectomy reversal. J Urol. 2001; 166: 1787−9.

[34] Chan PT. The evolution and refinement of vasoepididymostomy techniques. Asian J Androl. 2013; 15: 49−55.

[35] Peng J, Yuan Y, Zhang Z, Gao B, Song W, et al. Patency rates of microsurgical vasoepididymostomy for patients with idiopathic obstructive azoospermia: a prospective analysis of factors associated with patency − single-center experience. Urology. 2012; 79: 119−22.

[36] Baker K, Sabanegh E. Obstructive azoospermia: reconstructive techniques and results. Clinics (Sao Paulo). 2013; 68(Suppl 1): 61−73.

[37] Chan PT, Brandell RA, Goldstein M. Prospective analysis of outcomes after microsurgical intussusception vasoepididymostomy. BJU Int. 2005; 96: 598−601.

[38] Pavlovich CP, Schlegel PN. Fertility options after vasectomy: a cost-effectiveness analysis. Fertil Steril. 1997; 67(1): 133−41.

[39] Shridharani A, Sandlow JI. Vasectomy reversal versus IVF with sperm retrieval: which is better? Curr Opin Urol. 2010; 20: 503−9.

第六章

输精管吻合术：显微外科多层吻合技术

Vasovasostomy: Multilayer Microsurgical Anastomosis

　　男性生殖显微外科领域中为数不多的领袖级大师们在近几十年中建立并完善了目前用于输精管吻合的显微外科技术，并且众多学者对其进行了改良。在这个领域里，这些真正的引领者从未故步自封，而是一直在挑战自我，不断创新和完善新技术，进而提高所有复通男性患者的复通率。本章将逐步介绍输精管吻合技术，引导读者博采众长，为复通男性患者选择最适合的手术方法。每次进行复通手术时，我们都惊叹于现代显微外科技术的进步，并且期望了解其最新进展。

输精管吻合技术的演变

　　现代显微外科输精管吻合复通技术经历了从改良单层到双层，再到目前多层吻合的演变过程[1-4]。住院医生或专科医生通常在培训期间学习且改良精道复通技术，并用于其随后的实践之中[5]。

　　显而易见，医生可能需要改进技术或选用其他技术来应对男性患者特殊的解剖结构或输精管结扎术后的改变。权衡了显微外科技能、时间和医疗成本后，医生将决定采取何种技术力求使男性患者获得最佳的复通率。

　　大多数专家都承认，多层吻合技术的成功率最高，但为何仍然有些老师将吻合精确度相对较低的改良单层技术传授给学生呢？针对这个问题，我请教过一位当代的领袖级专家，他解释说："这些老师们清楚地知道，住院医生日常遇到显微外科复通术的概率很低，很可能一年一例或几例，因此，他们鲜有机会完善自身的显微外科技能，从而完成更具挑战性的输精管多层吻合术式。"他接着解释说："传授改良的单层吻合技术给学生，是因为即使在医生手术经验不足的情况下，这项技术仍能为男性提供良好的复通率。"而且，精道复通领域中的某些引领者也使用改良的单层吻合技术，因其耗时更少，操作更简便，且具有他们认为

S. H. F. Marks, *Vasectomy Reversal*,
https://doi.org/10.1007/978-3-030-00455-2_6

相对不错的结果。此外，有的专家声称：改良单层吻合技术可确保所有线结都在输精管外也是其优点之一。

对外科医生和复通男性患者而言，每种技术都有其优点和缺点。有些技术方法更快、更容易或使用更少的缝线，因此更经济。但需要提醒的是，如果男性患者了解具体治疗方案，他们很少会选择那些对外科医生来说更快或更容易的技术。他们为其生育子代的梦想投入了很多金钱，并且绝对期待获得最佳的复通率。在显微外科复通手术中，改良单层吻合技术最容易执行，费时较少，因其使用缝线较少被认为成本更低，并且经验丰富的医生也可以取得良好的成功率。标准的双层吻合在技术上更具挑战性，需要医生具有更多的显微外科技巧来精确地分别吻合黏膜层和肌层。笔者更倾向于多层（3～4层）吻合技术，因其在解剖学上吻合口对合更精确，大多数专家均使用该技术并达到最高的成功率，缺点是与双层吻合一样，在显微技术上对医生要求更高。以下将逐步介绍改良的多层VV吻合技术，每个病例仅用3根显微缝线，从而将多层VV的成本大大降低。这种成本效益方面的改良允许多层吻合技术比改良单层吻合技术使用更少的显微缝线。

微点标记技术

微点标记十分有利于保持输精管的方位，更为精确对称地放置显微缝线[6,7]。微点标记最大的难题是，找到真正在生产和质控方面始终如一的微点标记笔。我们发现大多数情况下，即使来自同一厂家和供应商的同一批次产品，标记笔的尖端也会存在很大差异。有的尖端锐利，标记出的微点很理想；而有的尖端钝或分叉，标记混有更多的印迹，而不是微小的点。需要注意的是，在标记微点之前，需用吸水海绵保持输精管截面干燥。

我们通常等距离标记6个点，从12点位置开始，层次位于距输精管外壁2/3，距管腔中央的1/3处。对于倾向7～8针黏膜缝合的医生来说，也需要标记相应数量的微点。随着具有角度的输精管切割钳的应用，我们改良了微点技术，在12点位置标记双点以保持输精管两端的方位（图6.1）。除了微点，我们还标记管腔黏膜的边缘，以便在吻合中更好地显露管腔边缘。

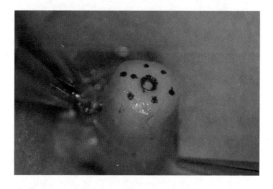

图 6.1　在12点位置做双微点标记，从而精确放置显微缝线并保持输精管的方位（图片来源：Sheldon Marks）

输精管固定技术

为了便于无张力吻合，应固定输精管并使其横截面的两端彼此相邻对合。这个步骤通常被称为"对合管腔"（"kissing lumens"）（图 6.2）。经验丰富的复通专家会告诉您：任何复通中最困难的部分往往是准备工作。找到输精管与输精管末端或者输精管末端与附睾小管并将其对合在一起往往具有挑战性，有时甚至是复通术中最耗时的部分。大多数专家通常采用三种方法确保输精管的横截面在稳定的平台上彼此对合。

（1）Goldstein 输精管吻合夹。

（2）微垫技术。

（3）留置缝线技术。

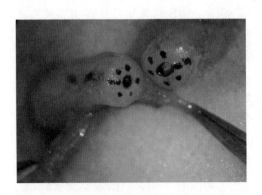

图 6.2 两端输精管的横截面应彼此相邻对合（图片来源：Sheldon Marks）

Goldstein 输精管吻合夹

Goldstein Microspike 吻合夹（ASSI. MSPK3678）通过微型钉固定两端输精管，将输精管断端贴合固定于适当的位置，从而对其进行无张力吻合操作[8]。共有四种型号的 Goldstein 输精管吻合夹，均允许医生根据需要轻松将输精管吻合口旋转 90°～180°，进而放置缝线。这种吻合夹深受医生喜爱，或许是三种技术中最为常用的一种。曾经有人评论其不足：缝线可能被卡在吻合夹中，导致缝线断裂或针头无意中弹飞的问题（图 6.3）。

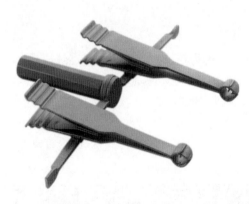

图 6.3 Goldstein 输精管吻合夹（图片来源：Accurate Surgical and Scientific Instruments, Corp［ASSI］）

微垫技术

我们在几十年前建立了这种方法，笔者本人更喜欢用此方法，可在吻合期间将输精管的两端固定在一起。与其他技术相比，该技术具有以下优势。

（1）微垫（Ivalon by Fabco，2 mm × 8.25 cm × 8.25 cm）价格低廉，便于使用。

（2）提供白色背景，可以更好地显示显微缝针和缝线。众所周知，它们在常规蓝色铺巾或组织中很难辨认。

（3）一旦显微缝针弹飞，不会落入切口内。

（4）组织垫片覆盖并保护下方组织，使其保持湿润。唯一暴露的组织是通过小孔伸出的输精管末端。

（5）提供稳固的平台，可进行旋转操作输精管。完成一侧显微吻合时，很容易将其剪开移除。移除后需要在显微镜下重新检查输精管周围组织，寻找需要处理的出血点。

在复通进行之前或正在进行时，都很容易制作改良的微垫。从较大的纱布垫（7.5 cm × 7.5 cm）切下两个小片（3 cm × 3.75 cm）。在每块湿润的微垫上剪出两个1～2 mm的小孔，做法是：将微垫两次对折后剪掉角的尖端，做成这个小孔（图6.4）。使用微血管钳夹住输精管断端的周围外膜并从微垫的缺口处拉出。一旦1 cm或2 cm的输精管末端穿过了各自的小孔，将输精管周围的外膜钳夹固定到微垫缺口边缘上，从而固定输精管。可以用一个或两个微血管钳在微垫的上方或下方分别把两侧的输精管断端固定（图6.5）。

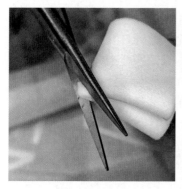 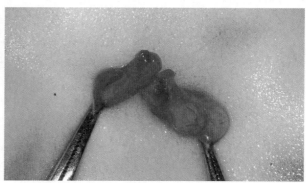

图6.4　在微垫上建立缺口（图片来源：Sheldon Marks）　　**图6.5**　输精管的末端通过微垫缺口并用微血管钳固定输精管周围外膜（图片来源：Sheldon Marks）

留置缝线技术

固定输精管的留置缝线技术通常需要较粗的缝线，首先将缝线固定在输精管末端周围外膜上。然后将这些留置的缝线在一起结扎或用微血管钳固定，微血管钳可以固定在无菌木质压舌板或其上方，以便将输精管的末端无张力对合在一起。有些学者使用无菌手套的一部分或一根手指套套过压舌板，作为吻合口的保护背景板（图6.6）。

翻转输精管

无论使用上述或其他固定输精管的方法或

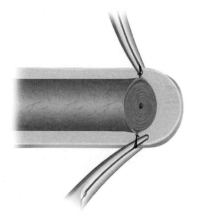

图6.6　输精管周围外膜留置缝线并固定在木质压舌板上

技术，重要的是能够容易地翻转输精管，使其后壁向前，以便更好地显露吻合口并放置缝线。完成后壁的吻合有两种方法：一种方法是将输精管完全旋转 180°，使后壁组织转向前方，然后从两侧到中央开始预置缝线，最后从中央到两侧开始打结；另一种方法是将输精管向前旋转 90°，缝合能看到的组织，然后将输精管向后旋转 180°，完成剩下的一侧。两种方法的使用因人而异，取决于输精管的解剖结构、输精管长度和柔韧性及医生的偏好等。

多层吻合技术的效价比

在过去几十年中，由我们建立的输精管显微多层吻合技术，已用于数千例的精道复通手术，笔者现在每天仍在应用，具有非常好的效价比，且如前所述，取得了非常高的成功率。每位显微外科医生结合自己的实践，都会建立最适合自身的技术。我们希望在综合其他专家的见解和建议之后，以下的一些见解、技巧和要点，可应用于您的具体实践。

与标准多层吻合技术所需的 15～20 根缝线相比，这种具有效价比的技术仅使用 3 根显微缝线即可完成双侧 VV，并且不影响吻合质量或治疗效果。我们使用一根长 6 英寸的 10-0 尼龙双针缝线（Sharpoint 10-0 AA-2334）用于两侧输精管黏膜层的缝合。将长缝线切成两根 3 英寸的 10-0 缝线（图 6.7），每半根缝线均带有 100 μm 的显微缝针，且长度足够用于每侧 6 针或 7 针的黏膜缝合。然后使用一根 5 英寸 9-0 尼龙缝线（Sharpoint 9-0 AA 1825）用于两侧输精管肌层缝合，一根 7-0 尼龙缝线（Ethilon 7-0 18 英寸 /45 cm 单股黑色尼龙缝线）用于输精管外膜层的缝合。当然，如果无须考虑缝合的成本，可以使用短的 2.5 英寸双针 10-0 缝线（Sharpoint 10-0 AA-2492）进行每次的黏膜缝合。

在多年来的教学中，标准输精管吻合技术是使用 6～8 根双针 2.5 英寸 10-0 缝线用于每侧内层黏膜的缝合[9, 10]。由腹侧和睾丸侧输精管腔内的黏膜层向外部肌层进针（图 6.8）。每次缝合时均需要单独的双针缝线，每侧需要 6～8 根缝线，对于两侧则共需要 12～16 根缝线。然后每侧 9-0 缝合肌层，7-0 缝合外膜

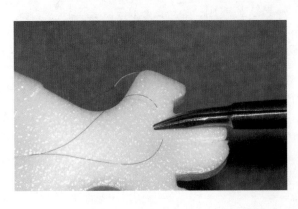

图 6.7　将长 6 英寸 10-0 尼龙双针缝线分成两根 3 英寸 10-0 尼龙单针缝线（图片来源：Sheldon Marks）

层，这种技术共需要 15～19 根显微缝线，每根缝线约为 50 美元，因此，每个 VV 的缝线费用为 750～950 美元或更高，相比之下，我们术中仅使用 3 根缝线，每例 VV 的缝线费用仅为 150 美元[10, 11]。

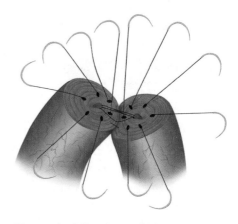

图 6.8　标准的 6 根 2.5 英寸双针 10-0 显微缝针置入腹侧和睾丸侧输精管腔内的吻合技术

逐层放置显微缝线

大多数专家采用两种方法来放置最初的后壁显微缝线。一种是首先放置后壁三根间断肌层缝线，将两侧输精管断端的黏膜腔对合在一起，然后缝合后壁黏膜，接着缝合前壁黏膜和前壁肌层[12]。笔者更倾向于另一种吻合技术：先将 10-0 缝线置入后壁黏膜，然后再缝合前壁黏膜，最后缝合肌层。如果担心吻合过程中可能出现的任何张力，那么在缝合后壁黏膜之前，我们会采用"肌层优先"的原则，确保输精管的两端彼此对合。事实上，在缝合肌层之前，第二种方法在技术上更容易完成黏膜腔的吻合。我们的经验是：无论是缝合黏膜层还是肌层，在吻合口下方放置泡沫状吸水海绵（ASSI 53810）以抬起和分离输精管的断端，这样有利于更好地暴露输精管管腔（图 6.9）。

先内侧黏膜层后肌层的技术

首先将 10-0 尼龙缝线的 70 μm 缝针置于输精管腔黏膜 6 点位置，始终在睾丸侧输精管由外进入腔内，在腹侧输精管腔内进外出，然后打结。重复步骤将缝线放置在 8 点和 4 点位置（图 6.10）。缝线应包括内腔边缘 1～2 mm 的黏膜，并

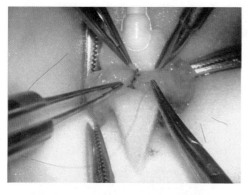

图 6.9　放置在吻合口后面的泡沫状吸水海绵，可以轻轻抬起和分离输精管断端，从而更好地显露管腔黏膜边缘（图片来源：Sheldon Marks）

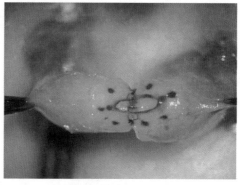

图 6.10　10-0 尼龙线缝合 4 点、6 点和 8 点位置的黏膜层（图片来源：Sheldon Marks）

在肌层约 1/3 处出针（图 6.11）。然后冲洗并预置 10 点、2 点和 12 点位置缝线，先不要打结（图 6.12）。重新检查缝线和管腔，确认没有缝合到黏膜后壁或与另一根缝线缠绕在一起。然后，将 10 点和 2 点位置缝线打结，最后冲洗管腔并闭合 12 点位置的缝线（图 6.13）。

中间肌层

当所有内层黏膜缝线被放置并打结后，使用 100 μm 半圆形显微缝针 9-0 尼龙线间断放置并穿过外部 1/3 的肌层，每针间隔 1 mm，等距缝合一周。从 12 点位置开始，然后沿输精管管围进行，每针缝合均从外到内，然后从内到外（图 6.14）。前壁完成以后，回到 12 点位置，将输精管翻转 180°，暴露后壁肌层的裂隙并继续缝合，有时，将输精管在两个方向上各自翻转 90° 可能更为容易。与之前的所有缝合一样，在打紧第一个结之前进行冲洗很重要，用脉冲式乳酸林格液或生理盐水溶液冲洗组织碎片、残留精子或血凝块。同时，需避免 9-0 显微缝针的尖端切割到内层的 10-0 黏膜缝线。

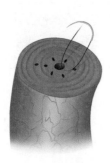

图 6.11　黏膜缝合包括约 1/3 的内部肌层

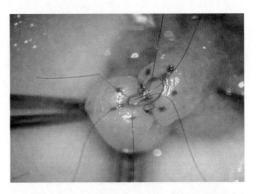

图 6.12　10 点、12 点和 2 点位置的黏膜缝线最后放置（尚未打结）（图片来源：Sheldon Marks）

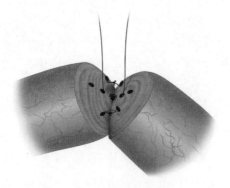

图 6.13　先将两侧黏膜缝线打结，然后 12 点位置缝线打结

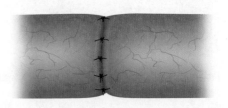

图 6.14　9-0 尼龙线间断缝合肌层，深度为约 1/3 的外部肌层组织，缝合一周

先后壁肌层再后壁黏膜层的吻合技术

采用上述相同技术，先从输精管后壁 6 点位置肌层开始，用 9-0 缝线缝合并打结，然后在 8 点和 4 点位置缝合并打结（图 6.15）。在底部放置泡沫状吸水海绵便于更好地显露管腔后壁黏膜，10-0 尼龙线缝合 6 点位置黏膜并打结（图 6.16），然后缝合 8 点和 4 点位置的黏膜（图 6.17）。

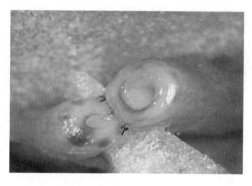

图 6.15　用 9-0 尼龙线先缝合 6 点位置，然后缝合 8 点和 4 点位置并打结

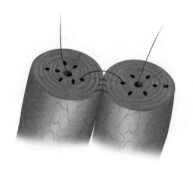

图 6.16　后壁肌层固定后，用 10-0 尼龙线缝合 6 点黏膜并打结

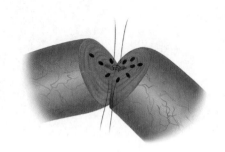

图 6.17　10-0 缝线缝合 8 点和 4 点位置并打结

前壁黏膜缝合

准备工作与之前描述一致，冲洗管腔，先不要将 10 点、2 点和 12 点位置的 10-0 尼龙缝线打结，以便显露黏膜边缘（图 6.18）。重新检查缝线和管腔黏膜，以确定缝线不会缝合到后壁黏膜或与另一根缝线缠绕在一起。然后将 10 点和 2 点位置缝线打结，最后一次冲洗管腔并将 12 点位置的 10-0 缝线打结（图 6.19）。

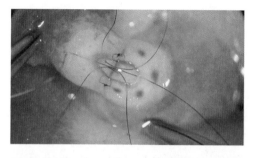

图 6.18　在 10 点、2 点和 12 点位置放置 10-0 尼龙缝线，暂不打结（图片来源：Sheldon Marks）

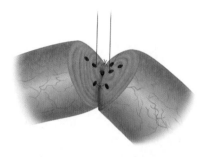

图 6.19　在最后的 12 点位置缝线打结之前，先将两侧的黏膜缝线打结

前壁肌层

如上所述，每间隔 1 mm，使用 9-0 尼龙线间断缝合肌层并打结（图 6.20）。

输精管周围外膜层

用 7-0 尼龙线间断缝合输精管外膜，将其边缘对合，避免下方吻合口承受任何张力，并为其提供良好的血供。根据输精管的直径和可获得的外膜组织的多少，可能需要缝合 6～12 针，分为 1 层或 2 层（图 6.21）。此时也可缝扎任何剩余的输精管周围小血管。第一侧的 VV 完成后，需要通过显微镜重新检查任何的出血点，然后将吻合的输精管回纳入同侧阴囊。随后在对侧重复这些步骤。

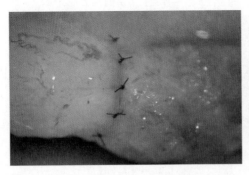 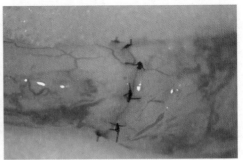

图 6.20　用 9-0 尼龙线间断缝合剩余的肌层并打结（图片来源：Sheldon Marks）　　图 6.21　最后用 7-0 尼龙线间断缝合 1～2 层输精管周围外膜组织（图片来源：Sheldon Marks）

关闭切口

当双侧 VV 吻合均完成时，局部麻醉剂重新浸润皮下组织，然后再次检查并处理可能存在的出血点。用 4-0 Vicryl 间断缝合阴囊皮下各层，用 5-0 可吸收缝线（Monocryl，或 Caprosyn，或等效的缝线）皮内缝合关闭皮肤切口。然后用杆菌肽软膏涂抹切口并保持压力 5 min，为男性患者穿衣，送入复苏室后固定阴囊并冰敷。

改良的单层输精管吻合术

这种技术在普通泌尿外科医生中最为常用，因其技术上更容易执行、耗时更短，并且使用更少的缝线。改良的单层 VV 不需要精确多层 VV 所需的显微外科技术水平。改良单层精道复通不仅更容易实施，而且许多医生认为，在这个控制成本的时代，由于使用较少的缝线，因此允许医生以较低的成本为男性患者和医院完成复通手术。不可否认，成功率虽然不如标准的多层吻合技术高，但医生也自以为"足够好"。笔者认为，应用如上所述的"注重成本"的显微外科多层

VV，彻底否定了成功率仅为 90% 的改良单层技术，事实上，我们的多层 VV 使用的显微缝线比改良单层 VV 还要少，但成功率高达 99.5%。

输精管的准备、横断、输精管固定及术中输精管液的分析与多层 VV 所描述的步骤一致。不同的是，取消每个层次的多点缝合，改良的单层技术使用 4 根全层缝线，然后是 4 根或更多根肌层缝线。

如上所述，将输精管的两断端彼此对合固定，用 9-0 尼龙双针缝线从黏膜层穿过肌层完成从内到外的全层缝合（图 6.22），从 6 点位置开始缝合腹侧和睾丸侧的输精管，然后打结。同样在腹侧和睾丸侧输精管的 3 点位置全层预置缝线，然后是 9 点位置预置缝线但不打结。冲洗管腔，并在 12 点位置放置第 4 根全层缝线（图 6.23）。然后将 3 根缝线打结，从两侧开始，最后是 12 点位置。

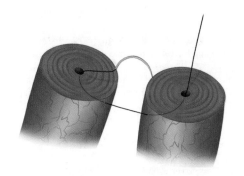 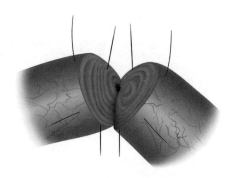

图 6.22　改良的单层 VV。第一根 9-0 尼龙双针缝线从腹侧和睾丸侧输精管的 6 点位置开始，从黏膜层进肌层出，完成从内到外的全层缝合

图 6.23　另外 3 根全层缝线同样的放置在 3 点、9 点，然后是 12 点位置

然后将 4 根 7-0 尼龙缝线间断缝合输精管肌层的外 1/3，与之前打结的全层缝线之间等距离定位（图 6.24）。可根据需要在肌层上增加放置 7-0 尼龙缝线。缝合肌层时，必须注意避免 7-0 尼龙线的针尖切割到全层缝线。

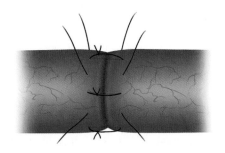

双层输精管吻合术

双层 VV 技术的发展是由于希望完成更精确的吻合，从而获得比改良的单层 VV 更高的成功率。双层吻合需要专门的需反复练习的显微外科技术，并且手术耗时较

图 6.24　四根 7-0 尼龙线间断放置于输精管肌层的外 1/3，与之前的全层缝线之间等距离定位

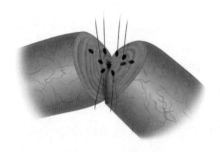

图 6.25　双层 VV，采用 10-0 尼龙线间断缝合内部黏膜层，9-0 尼龙线缝合外部肌层

长。双层 VV 技术的初始步骤与多层 VV 相同，首先缝合黏膜层，然后缝合肌层，但是双层 VV 吻合没有最外层输精管外膜的缝合（图 6.25）。笔者个人的想法是，如果无法完善和微调您的显微外科技能，以应对在黏膜层和肌层上进行精确细微吻合操作，那么不妨使用 7-0 尼龙线在输精管外膜层缝合几针，以减少吻合口的张力，恢复吻合口上方的脂肪和血供。

参考文献

[1] Dickey RM, Pastuszak AW, Hakky TS, Chandrashekar A, Ramasamy R, Lipshultz LI. The evolution of vasectomy reversal. Curr Urol Rep. 2015 Jun; 16(6): 40.
[2] Kim HH, Goldstein M. History of vasectomy reversal. Urol Clin North Am. 2009 Aug; 36(3): 359−73.
[3] Baker K, Sabaneugh E Jr. Obstructive azoospermia: reconstructive techniques and results. Clinics. 2013; 68(Suppl 1): 61−73.
[4] Pastuszak AW, Wenker EP, Lipshultz LI. The history of microsurgery in urology. Urology. 2015; 85(5): 971−4.
[5] Crain DS, Roberts JL, Amling CL. Practice patterns in vasectomy reversal surgery: results of a questionnaire study among practicing urologists. J Urol. 2004; 171: 311−5.
[6] Goldstein M, Li PS, Matthews GJ. Microsurgical vasovasostomy: the microdot technique of precision suture placement. J Urol. 1998; 159: 188−90.
[7] Walsh PC, editor. Campbell's urology. 8th ed. Philadelphia: WB Saunders; 2002. p. 1533−87.
[8] Goldstein M. Microspike approximator for vasovasostomy. J Urol. 1985; 134: 74.
[9] Schwarzer JU. Vasectomy reversal using a microsurgical three-layer technique: one surgeon's experience over 18 years with 1300 patients. Int J Androl. 2012; 35: 706−13.
[10] Fischer MA, Grantmyre JE. Comparison of modified one- and two-layer microsurgical vasovasostomy. BJU Int. 2000; 85: 1085−8.
[11] Nyame YA, Babbar P, Almassi N, Polackwich AS, Sabanegh E. Comparative cost-effectiveness analysis of modified 1-layer versus formal 2-layer vasovasostomy technique. J Urol. 2016; 195: 434−8.
[12] Ramasamy R, Schlegel PN. Vasectomy and vasectomy reversal: an update. Indian J Urol. 2011; 27(1): 92−7.

第七章

输精管附睾吻合术：纵向端侧套叠多层缝合技术

Vasoepididymostomy: End-to-Side Longitudinal Multilayer Intussusception

　　输精管附睾多层吻合术是医学领域中极具挑战性的显微外科手术之一，需要医生具备高超的显微外科技术才能使得复通男性患者获得良好的复通率。这些技能难以掌握，需要经常练习、不断完善，否则很容易生疏。"偶尔"施行输精管附睾吻合术（VE）的显微外科医生很难出色地完成此手术[1,2]。在过去的几十年中，当代的输精管附睾多层吻合技术经历了大幅度的改良：从端端吻合到标准的端侧吻合，从 5～6 针缝合到 3 针水平的套叠缝合，再到目前的纵向双针套叠多层缝合技术[3]。显微技术、显微缝线及显微缝针的改进大大提高了手术成功率，使得目前的端侧套叠吻合技术成为广大精道复通专家最青睐的技术。

适应证

　　肉眼和显微镜下的输精管液分析显示，输精管液中无精子或者仅存老化或者退化的精子头部，或仅有"雪状"的精子碎片等结果，这些结果均提示更远端的附睾小管阻塞扩张，导致精子无法进入输精管。此时，术中决策无须受制于精道梗阻时间的长短，医生应为其施行 VE。选择何种 VE 技术取决于：外科医生的显微外科技能和经验、输精管结扎术后的解剖结构，以及附睾小管的直径。最常运用的方法是纵向双针套叠技术，但是，在附睾小管长度足够的情况下，标准的5～6 针端侧缝合技术也可能更为合适。

复通率

　　由经验丰富的显微外科医生完成的 VE 可以获得 70%～90% 的复通率，然而，术后的精液参数变异度很大且难以预测。尽管有许多因素影响复通率，但VE 术后的通畅率直接取决于显微外科医生的技能和经验[4-9]。尽管在日复一日、

S. H. F. Marks, *Vasectomy Reversal*,
https://doi.org/10.1007/978-3-030-00455-2_7

年复一年执行 VE 的过程中，我们的医生均选用相同的技术及标准的术式，仍没有办法准确预测复通术后第一次精液检测中是否会发现精子。有的男性患者在术后几个月，精液中即发现精子，有的则在长达 12～18 个月，甚至更长的时间之后才在精液中看到精子。许多专家认为：如果医生不能定期进行 VE 并且取得较好的成功率，那么这位医生即使为一位精道梗阻时间较短的结扎男性患者施行精道复通术，也不符合"患者利益至上"的原则，因为仍有术中改为执行 VE 的可能性。

显微 VE 操作步骤

与 VV 一样，以下是我们中心进行显微 VE 时的步骤和领悟的一些实用技巧。我们鼓励您在阅读的同时，反思自己的显微技术，借鉴以下观点或建议并将之运用到实践之中。

检查附睾

在拖出睾丸并打开鞘膜后，检查并触诊睾丸，需注意两侧睾丸的大小、方位、质地是否一致，是否存在任何异常、粘连或者瘢痕。确定睾丸组织中没有肿块或硬结很重要，因为肿块或硬结可能提示存在意料之外的睾丸恶性肿瘤。随后，检查附睾，辨识附睾管扩张梗阻区域的征象，包括任何颜色（棕色、黑色或黄色）的变化或可触及的硬结，进而大致定位梗阻的部位。随后，术中寻找扩张的附睾小管并观察附睾管液的性状与颜色：管液可以清澈或是混浊，颜色可以是白色、黄色或者棕色，并且，沿着附睾的长轴，不同部位的附睾管液的颜色往往也不同。大部分的病例中，梗阻位置以上的附睾小管扩张并充满了白色的管液。您还需识别可能会增加 VE 难度的情况，包括任何形式的粘连、瘢痕或者附睾囊肿等。

辨识目标附睾小管

目前仍没有清晰确切的指南可以告诉医生如何选择正确的附睾小管用于 VE。几年前，在一个引领精道复通技术的专家小组中，笔者向每位专家询问了同一个问题：即附睾小管液的哪些参数可以决定其附睾小管适用于精道复通。每位专家都有不同的看法，并提出了他们认为最重要的因素。许多专家认为，寻找到精子甚至是带有部分尾部的精子，即可作为附睾管通畅的证据；另有一些专家则倾向于在附睾液中看到活动的精子；还有一些专家在附睾液发现了精子或者带有部分尾部精子的同时，希望附睾具有饱满的形态。令笔者惊讶的是，关于这个问题的论文也少得可怜。基于数十年、数千次精道复通的经验，同时结合其他专家的意见，笔者的观点是：如何选择取决于医生的判断，具体选用哪根附睾小管进行 VE，目前仍需要医生根据既往"教训"中获得的经验结合同道的专业意见来决定。

什么样的小管是 VE 的理想目标小管？

在精道复通中心，凭借多年的尝试及既往失误的经验，我们使用一些附睾小管的参数来判定哪根附睾小管是施行 VE 的理想选择。即便如此，我们仍多次发现：按照参数判定为理想的附睾小管中没有精子，进而迫使我们在其上方几毫米处再次或多次重复准备附睾小管，直至我们找到一个理想的附睾小管，其既含有可接受的附睾液，又符合可用于 VE 的解剖特征。

选择小管的六个要素

尽管大多数医生均未考虑到附睾液体积的影响，但我们中心的经验提示：理想的附睾管应具有良好的体积并包含完整且运动的精子。回顾笔者个人的手术数据：开放附睾小管后，涌出中量到大量的附睾液是一个有利的信号。与那些含有精子但量很少甚至几乎没有附睾液的相比，良好的附睾液流出保证了套叠的小管保持开放状态。用于 VE 的理想管液的性状为：水样；颜色为混浊至白色；体积为中量至大量；观察到完整且运动的精子；小管管径直径较大；位于附睾体部或尾部，并且其方向与腹侧端输精管的轴线平行（图 7.1）。

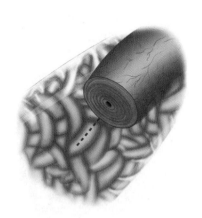

图 7.1　目标附睾小管与腹侧端输精管的轴线平行

我们归纳了成功的 VE 术中理想的附睾小管需要具备六个要素。三个要素描述了附睾小管本身的解剖特征：目标小管的位置、直径和方向。两个要素描述了附睾小管内的附睾液：肉眼和显微镜下的特征。最后一个要素是腹侧输精管的可用长度，即最远端可以到达的位置。

首先，附睾小管的解剖特征影响与腹侧输精管套叠吻合的难易程度。

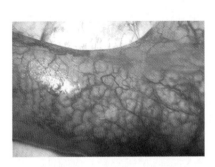

图 7.2　附睾体部和尾部的附睾小管有更大的直径，更容易置入显微缝针并将其套叠置入腹侧端输精管的管腔（图片来源：Sheldon Marks）

（1）附睾小管的直径很重要，从显微技术来说，较大直径的附睾小管可以简化手术，且可以使之更容易地套叠进入腹侧输精管的管腔。通常，位于附睾较高位置的附睾小管，往往更细、更脆弱，且难以用于 VE（图 7.2）。

（2）理想情况下，选取的附睾小管的位置应位于附睾梗阻的正上方。通常，梗阻位于附睾体部远端或尾部，但是，少部分男性患者梗阻的位置在附睾体部较高的位置，甚至位于附睾的头部。尽可能在附睾的低位选取通畅的附睾小管，这样男性患者才能得到

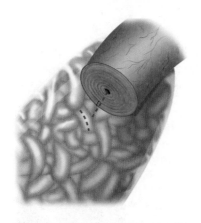

图 7.3   避免附睾小管垂直于腹侧端
输精管轴线

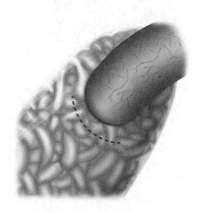

图 7.4   评估腹侧输精管的长度，
以确定可以用于吻合的附睾小管的
最远位置

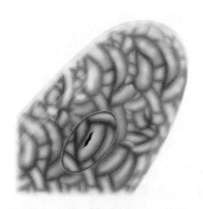

图 7.5   避免使用偏离中心或不规则
的附睾切口，抑或冗长的附睾小管

最好的结果，其原因在于：低位吻合使得精子
的成熟度更高，且有利于在无张力的情况下进
行精道的精细复通。

（3）技术上，目标附睾小管的方向对于
随后执行的套叠缝合至关重要。理想的附睾小
管应较直且平行于预固定的腹侧端输精管的轴
线，从而允许开放的附睾小管顺利地套叠入输
精管管腔。避免使用垂直于腹侧端输精管轴线
的附睾小管（图 7.3）。

其次，肉眼与显微镜下附睾小管液的分析
结果将决定选定的小管是否可以用于 VE。

（1）与输精管液分析类似，肉眼查看并记
录切开的附睾小管中附睾液的颜色、黏稠度和
体积。梗阻水平以下的附睾液经常为白色、乳
脂状，而梗阻上方的附睾液则是清澈或者略显
混浊的。

（2）在显微镜下，力图在附睾液中找到
完整精子或带有部分尾巴的精子。理想的附睾
液含有完整且有活力的精子。如果没有发现精
子或只找到退化的精子头部，抑或短尾精子，
则需要沿着附睾向上寻找新的附睾小管用于
吻合。

最后，第六个因素是腹侧端输精管的长
度，它决定了横断的输精管能否无张力地靠近
目标附睾小管的位置，即可以用于吻合的附睾
小管的最远位置（图 7.4）。较短的腹侧端输精
管仅能与近端的附睾小管吻合。

当切开的附睾小管不可用时

两种情况下需要放弃刚刚挑选并切开的
附睾小管，再次选取更靠近附睾头部的小管。
① 显微镜下评估发现：存在更高位的梗阻，导
致附睾液中没有精子或精子碎片；② 附睾小管
上的切口位于外侧，显著偏离中心，不规则或
附睾小管过长，以至于附睾切口无法完全套叠
入输精管管腔内（图 7.5）。

当发现第一根附睾小管不可用时，大多数情况是因为在附睾液中没有发现精子，这表明这根小管位于梗阻位置之下，需要重新评估并选取一个符合标准的小管。通常再向附睾近端上移几毫米。如果仍没有精子或精子碎片，或者有技术方面的问题，那么应该再寻找另一个小管，并重复整理和打开小管的操作，直到找到一个拥有可接受的附睾液的小管。这个过程是乏味且耗时的。放弃附睾小管的另一个原因是小管的开口不可用。最常见的原因是，在理顺覆盖的粘连组织或过度侵入性地切开或切除附睾外膜时，导致了附睾小管撕裂。

为了正确选择附睾小管，我们常常在肉眼上与最初并不满意的小管液相比较，两者之间的差异往往暗示新的小管液更可能含有精子。当然，除了花时间理顺，打开附睾小管，并用显微镜分析小管液，没有其他方法知道附睾小管是否可用。很多时候，可能需要多次尝试才能找到可以接受的附睾小管。值得关注的是，向上移动得越高，进入输精管的成熟的附睾精子就越少。应用附睾头部附近高位小管完成 VE 可能是术后男性患者获得良好精子数量但精子活力非常低，甚至精子丧失活力的原因之一。

腹侧端输精管的制备

使用带角度的 Marks 输精管切割钳（ASSI）对腹侧端输精管进行切割，进而提供更大的套叠吻合的椭圆形管腔，输精管最远端部分延伸到开放的附睾小管上方，并使之"铺设"在缺损上（图 7.6）。正如之前输精管液造影所描述的那样，确认腹侧端输精管通畅。

确定输精管远端在附睾上的位置

游离腹侧输精管并轻轻将其拉向附睾头部，以便看到其"自然"地沿着附睾到达既定位置，而不会有太大的张力。然后摆正睾丸的正常位置，以便可以看到输精管末端与附睾齐平的位置。这有利于识别可选择用于修复的小管在附睾上的区域，以避免存在过度张力或骑

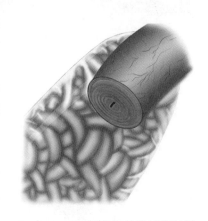

图 7.6　Marks 成角度的输精管切割钳允许输精管具有椭圆形管腔并定位在目标小管上

跨过睾丸的担忧。笔者通常使用钝性标记笔在附睾上用一条线或一排点标记最低的位置，因此在显微镜下工作时就不会无意中选择一个距离太远的小管。

暴露目标小管

通常在高倍率放大的手术显微镜下，通过半透明的附睾外膜可以看到其下的附睾小管。大多数情况下，能够看到附睾小管的直径和管内液体颜色的变化。如果附睾上有厚厚的或者致密的瘢痕，抑或布满了血管，这些可能增加这一操作的难度。诀窍是：在没有血管覆盖的附睾外膜上建立一个窗口，找到一根方位正确

的且最适宜吻合的附睾小管。

划开附睾膜并暴露附睾小管

使用精细显微剪刀一侧的尖端非常轻柔地划开附睾外膜（图 7.7），以便在附睾膜上切开一个小孔并使目标小管与腹侧端输精管轴线一致。然后，在手术显微镜最高放大倍率下，沿着切口线非常轻柔地打开内膜，并用显微剪刀的尖端钝性分离组织以释放并暴露下面的目标小管。正确完成上述步骤，小管通常会从其相邻的小管中突出（图 7.8）。用拇指和示指轻压窗口下方的附睾有助于小管向外突出。

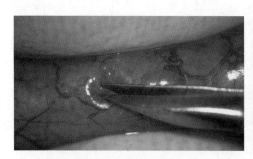 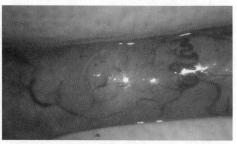

图 7.7　使用精细显微剪刀一侧的尖端，非常轻柔地划开外膜使小管和即将套入的腹侧端输精管对齐（图片来源：Sheldon Marks）

图 7.8　当目标小管被游离后，它从其他相邻的小管中突出（图片来源：Sheldon Marks）

避免撕裂小管

因为附睾小管容易被撕裂，故此，理顺目标小管的操作常常具有挑战性，尤其在小管非常脆弱或管周存在瘢痕时。有时候，小管可能黏附在内膜上，钝性分离会导致小管受损，甚至擦拭或轻拍等轻微的动作也足以撕裂附睾小管，并且在附睾小管的侧面留下一个不规则的缺陷，使其无法用于吻合。在极少数情况下，无意中撕裂的缺口可能拥有正确的大小和位置，所以，即使小管撕裂也应检查以确定其是否仍可以用于吻合术。更常见的情况是，撕裂的目标小管无法使用，即使其拥有良好的附睾液，您仍须重复整个过程，即向附睾上方移动几毫米，重新识别和理顺一个新的目标小管。

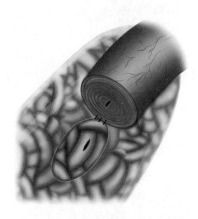

图 7.9　选定的小管应位于附睾膜窗的中心，而不是偏向一侧或贴近窗口边缘

附睾膜窗口中小管的位置

选定的小管应位于附睾膜窗的中心（图 7.9），而不是靠近窗口的边缘。位于中央的附睾小管

有利于放置显微缝线并使其更容易地套叠入输精管管腔。我们在实践中注意到：如果开放的小管偏离中心且位于窗口的边缘，那么，小管可能会回缩入附睾膜的下方几毫米处或更深的位置，从而使得辨识目标小管、确认每根缝线的位置，以及随后的吻合均变得更加困难。如果发现开放的小管确实在附睾膜下发生位移，则应用拇指和示指在附睾窗口的下方重新握持附睾，并轻轻地前后挤压和放松附睾，将开放的目标小管移回到窗口的中心位置。

将弓形的附睾小管染色

暴露出干净的目标小管使之从附睾窗口中央突出，用干的吸水海绵轻轻擦拭小管的顶部，用钝头标记笔涂抹目标小管的弓起部分（图 7.10）。因为染色的动作也会破坏和撕裂小管，所以操作要轻柔。小管的着色显著提高了医生辨识开放小管黏膜边缘的能力。如果附睾并不饱满，那么小管打开后就会自行塌陷，从而导致难以分辨开放小管的边缘。

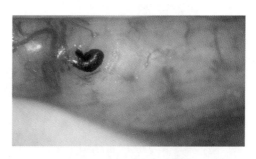

图 7.10　用钝头标记笔对目标小管的弓形进行染色，以便在切开时更容易看清开放小管的黏膜边缘（图片来源：Sheldon Marks）

开放目标小管的选择：切开与椭圆形剪开

在附睾小管上创建窗口主要有两种技术，各有利弊。第一种小管切开技术最为常用：将两根双臂 2.5 英寸 10-0 尼龙缝线的 70 μm 显微针头部分通过目标小管，两个针头相互平行，在向两侧延伸的小管上建立一个管桥（图 7.11）。然后用 5 mm 15° 微型眼科刀片（ASSI.KA155）的尖端纵向切开显微针之间的小管弓（图 7.12）。然后将显微针从小管中拉出，使得每根缝线的两臂等长并各自位于小管的两侧（图 7.13）。这种技术的优点是：通常小管会保持丰满和扩张的状态，从而更容易精确放置两个显微缝针。缺点主要有：显微针通过小管菲薄的黏膜层后，一旦拉扯缝线就可能撕裂小管；同样令人沮丧的是，有时缝线会相互缠结或显微针头无意中脱落。该技术的另一个缺点是，如果小管液提示此根小管无法用于吻合，则需要将两个显微针退出并安全地固定，以备再次用于下一个小管。如果将显微针反复用于几根小管，可能会导致娇嫩的 70 μm 显微针头出现问题。

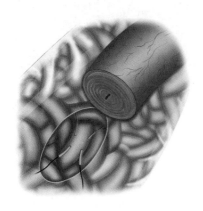

图 7.11　将 70 μm 显微针穿过目标小管，使针彼此平行且也与小管平行，在向两侧延伸的小管上建立一个管桥

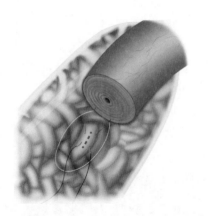
图 7.12　用微型眼科刀片纵向切开附睾小管的弓形凸起

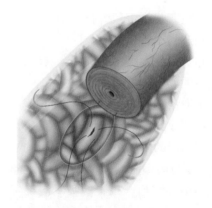
图 7.13　将显微缝针从小管中拉出，使得每根缝线两臂等长并各自位于小管的两侧

　　笔者更喜欢另一种方法，即使用微型显微剪刀，如 Lipshultz VE 解剖剪刀（ASSI SDC15RVL）（图 7.14），剪除目标小管的弓形区域的黏膜，在目标小管上建立一个小的纵向椭圆切口。然后将两根 2.5 英寸 10-0 尼龙缝线的 70 μm 显微针纵向通过小管，放置在附睾窗口的两侧（图 7.15）。此方法的优点是，如果证实此根小管无法用于吻合，则可避免损伤精细的 70 μm 显微针。这种技术的弊端是，在切除附睾小管黏膜并建立窗口后，小管会塌陷，可能导致医生难以将 70 μm 的显微针精确地穿过附睾小管管壁，并且放置在椭圆窗口的两侧。

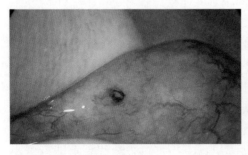
图 7.14　使用非常锋利的剪刀纵向剪除目标小管的弓形黏膜，建立椭圆窗口（图片来源：Sheldon Marks）

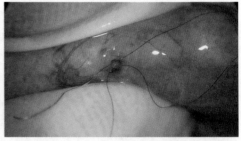
图 7.15　将两个 70 μm 的显微针纵向放置在切除后的椭圆的小管侧面并通过小管（图片来源：Sheldon Marks）

关闭被遗弃的、不可用的小管

　　关闭所有切开但不能用于吻合的附睾小管。您可以使用低能量双极电凝来关闭所有无法使用的附睾小管的缺损；笔者更倾向于使用 9-0 缝线 8 字缝合附睾小管，并用 7-0 尼龙线关闭附睾外膜。

附睾液分析

附睾液的肉眼和显微镜下分析有助于识别目标小管是否可以用于套叠吻合。大多数情况下，附睾液中会有完整甚至运动的精子；然而，少数情况下，开放的附睾小管流出的附睾液中没有精子或者只有精子碎片。

肉眼观察描述

与输精管液一样，留意并记录开放的目标小管和其他小管中附睾液的量、颜色和黏稠度。附睾液可表现为透明或者混浊；颜色可以是白色的、黄色的或棕色的。需要注意的是，有些小管打开后即刻流出大量附睾液，随后附睾液变得极少。

显微镜下分析

一旦打开附睾小管，将无菌载玻片的末端接触开放的小管以获得一滴用于显微分析的附睾液。外科医生或助手可以借助邻近的显微镜在载玻片上寻找精子或部分精子，或者将载玻片交给男科医生在实验显微镜下高倍放大进行分析。后者可以让外科医生继续手术操作，缩短手术时间。一旦在附睾液中发现大量精子，就可以继续进行 VE。如果发现了完整的精子，或者带有部分尾巴的精子，笔者认为这样的附睾液也可以证明目标小管无梗阻，可以用于随后的吻合。有些专家只使用含有完整精子的小管，还有些专家要求小管内具有完整且运动的精子，便于将附睾液中的精子冻存。由于 VE 的成功率和妊娠率均较低，因此，冷冻保存精子备用对于一些男性患者和外科医生来说更为重要。如果附睾液符合冻存条件，那么推荐用人输卵管液吸出附睾液，然后由生殖科医生进行冷冻保存。

准备套叠

经验丰富的复通专家强调：施行 VE 过程中，最困难的且具有挑战性的部分通常是准备工作，也是复通术中最耗时的部分，即找到正确的附睾小管并将其与输精管汇集到一起，同时，腹侧端输精管游离足够的长度，确保能够将输精管无张力地吻合到目标附睾小管上。将睾丸的位置拉高到阴囊的上方可以解决输精管长度过短的问题，但往往男性患者难以接受。故此，当切除腹侧端输精管的瘢痕时，需尽可能更多地保留腹侧端输精管的长度。这一步骤的窍门就是：切除的位置尽可能接近输精管结扎术后的缺损，同时确保没有存留任何损伤的输精管或者明显的术后瘢痕。当完成上述挑战，将腹侧端输精管准备妥当并固定到可接受的附睾小管的位置之后，大多数情况下，常规遵循显微外科手术流程即可逐步完成 VE。在 VE 中，寻找到正确的附睾小管有可能是反复令人失望且最为耗时的步骤。目标只有一个，即在最佳吻合位置上找到理想的附睾小管，管内的附睾液特征良好并包含精子。从上述内容中不难理解，VE 的操作过程中，窘境和竞争性的挑战并存。

输精管穿过鞘膜后固定

将显微止血钳的尖端向上穿过鞘膜腔的顶点，小心避免损伤任何血管。用

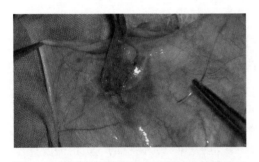

图 7.16　腹侧端输精管横截面周围的外膜被显微止血钳抓住，输精管穿过鞘膜内隧道，进入鞘膜腔内（图片来源：Sheldon Marks）

显微止血钳抓住腹侧端输精管横断端周围的外膜，向附睾方向牵拉输精管，使之穿过鞘膜隧道（图 7.16）。立刻控制鞘膜窗口上的任何出血，吻合完成后将难以再次暴露和检查鞘膜窗口。使用 7-0 尼龙缝线在 3 点和 9 点位置将输精管外膜与肌层间断固定到鞘膜窗的边缘（图 7.17）。然后用 7-0 尼龙缝线将输精管与相邻的筋膜再次间断固定几针，以保证腹侧端输精管的横截面无张力地定位到开放的附睾小管处。理想状态下，腹侧端输精管的横截面应定位于开放的附睾小管的正上方（图 7.18）。

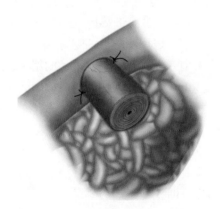

图 7.17　使用 7-0 尼龙缝线在 3 点和 9 点的位置将输精管外膜和肌层间断固定到鞘膜窗口的边缘

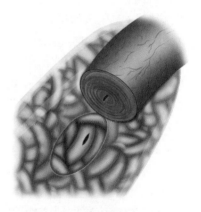

图 7.18　腹侧端输精管的横截面刚好位于开放的附睾小管的正上方位置

　　腹侧端输精管穿过鞘膜隧道后，不要急于将输精管与鞘膜窗固定，在确认目标小管液中存在精子，并且可以应用于吻合之后，再放置固定缝线，使腹侧端输精管横截面与开放的小管平齐。如果较早地固定了腹侧输精管，当需要沿着附睾将输精管向上移动几厘米到更高的位置的时候，就不得不切断之前的固定缝线后重新固定。

将输精管后壁与附睾膜固定

　　一旦腹侧输精管的横截面定位于开放的附睾小管上方，间断放置 3 针 9-0 尼龙缝线，将腹侧输精管后壁的外层肌层固定到附睾窗口边缘的下缘，使输精管的断端面对窗口下的目标小管。3 针后壁缝线中的第一针放置在 6 点的位置，显微缝针由外向内穿过附睾膜，然后由内向外穿过输精管的肌层，在输精管外膜和附睾膜之间打结（图 7.19）。随后，在 4 点和 8 点的位置以同样的方式放置缝线并打结。这个操作使得输精管的横截面固定到了附睾窗上，并且位于附睾小管的正上方。

　　在目标小管上放置缝线的时机

　　如前所述，如果在切开目标小管前放置 10-0 短双臂缝线，那么缝线可能会被无意中拉出、断裂、脱落针头或撕裂小管，从而不得不重新选择一个新的目标小管，并且重复上述过程。除此之外，正常的操作、冲洗，以及在随后输精管制备的过程中，显微缝线也可能会乱成一团。如果选择用 9-0 缝线将腹部输精管

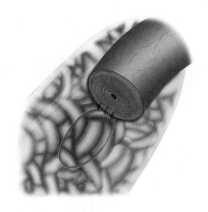

图 7.19　3 针后壁缝线中的第一针放置在 6 点的位置，使针头从附睾膜由外向内穿过，进入小管上方附睾窗口，然后由内向外固定输精管相应位置的浅表肌层

后壁于附睾窗固定之后，再放置目标小管的缝线的话，那么，固定在附睾膜上的输精管可能会牵拉附睾膜，进而改变目标小管的角度，使得看清附睾小管的切口、放置显微缝线、打结及随后的套叠吻合变得更为困难。

VE 缝线和缝针的选择

　　对于采用先切开小管再放置显微缝线的纵向套叠技术来说，我们认为理想的缝线是带有 M.E.T. 点 70 μm 双曲针的 10-0 双臂 2.5 cm 长尼龙缝线（Sharpoint AA-2492）。多年来，我们尝试了许多其他类型的显微针和缝线，但均不满意。70 μm 显微针双曲角的独特设计使之容易进入输精管腔并通过输精管黏膜层和肌层，同时又适用于附睾小管。

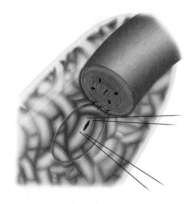

图 7.20　腹侧端输精管上预先留置的显微标记点可以帮助准确放置显微缝针

10-0 显微缝线通过输精管黏膜层

　　一旦腹侧端输精管定位正确并被无张力地固定于附睾膜之后，将 10-0 缝线的显微针头缝入输精管腔，在距输精管腔黏膜边缘 1～2 mm 的位置通过输精管肌层缝出。出针的层次位于全部肌层的内 1/3 和外 2/3 交界处。预先放置微点可以辅助准确缝合（图 7.20）。

　　笔者倾向从后壁 4 点和 8 点两个位置的附睾小管缝线开始放置，随后，放置前壁 10 点和 2 点位置的缝线。这些缝线将拉开附睾小管的切口、套入输精管内腔并保持分离的状态。当然，也可以先放置 8 点和 10 点位置的缝线，

然后放置对面的 4 点和 2 点位置的缝线（图 7.21～图 7.24）。

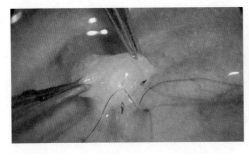
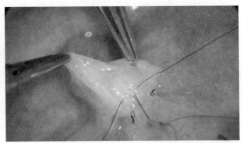

图 7.21　将后壁 8 点附睾小管内的显微缝针穿过输精管腔中的相应位置，并从肌层中穿出（图片来源：Sheldon Marks）

图 7.22　将 4 点位置附睾小管缝针置入输精管管腔并穿出（图片来源：Sheldon Marks）

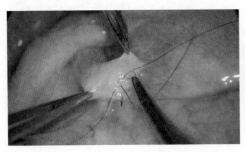
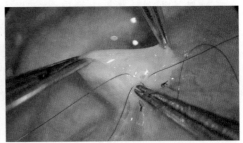

图 7.23　在 10 点位置放置前壁缝线（图片来源：Sheldon Marks）

图 7.24　最后放置 2 点位置缝线（图片来源：Sheldon Marks）

检测小管的套叠

一旦放置了所有缝线，测试小管的位置并准备套叠。首先，轻轻地从输精管中牵出缝线，两侧牵引力需一致，以确保轻松地将开放的附睾小管拉入敞开的输精管管腔中正确的位置上（图 7.25）。操作需非常细腻和谨慎，如果握持过紧或牵拉过猛，可能会撕破附睾小管或者缝线断裂。

牵拉并打结套叠的缝线

小心地拾起近侧端的缝线，将开放的附睾小管拉入开放的输精管管腔内的位置后，与相应的线尾打结，在此过程中，确保开放的附睾小管套叠在输精管腔内的适当位置。对侧亦如

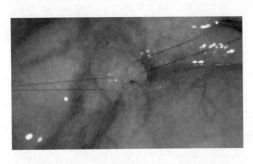

图 7.25　确定开放的附睾小管轻松套叠进入开放的输精管腔内的正确位置（图片来源：Sheldon Marks）

此。如果对输精管与附睾小管之间的
张力有任何顾虑，则助手可以轻轻地
提起输精管外膜减张，以确保将附睾
小管套叠入输精管管腔（图 7.26）。

当附睾小管上的缝线断裂时

　　在缝合附睾小管的对侧之前、其
间或之后，一侧缝线发生断裂，此时，
可沿着开放的附睾小管的侧面再次纵
向修复缝合另一根 10-0 2.5 cm 双臂显
微缝线，然后按照上述步骤继续执行
VE。如果无法再次放置缝线，那么，
另一种替代的方法是在附睾小管边缘

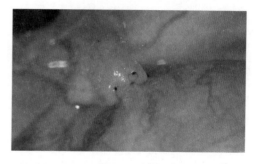

图 7.26　将开放的附睾小管向上套叠入输精
管管腔，即非常轻柔地牵动并系紧 2 点和 4
点的缝线，然后是 8 点和 10 点的缝线，将附
睾小管固定在输精管管腔之内（图片来源：
Sheldon Marks）

放置 2～3 根 10-0 间断缝线，由外向内进入开放的附睾小管管腔，再从输精管
管腔由内向外到输精管肌层之外。

如果附睾小管撕裂

　　如果在轻轻收紧缝线并将小管套叠牵入开放的输精管管腔时，小管撕裂，则
必须取下已经放置的任何缝线并检查受损的小管，评估是否可以挽救，或者是否
必须选用一个新的附睾小管，重新开始整个过程。

将输精管肌层加固到附睾膜上

　　一旦附睾小管向上套叠入输精管管腔之后，将剩余的前部和外侧输精管肌层
固定到相应的附睾膜窗口边缘的筋膜上，应用 9-0 尼龙缝线间断缝合，方向为
从附睾窗口边缘到腹侧输精管肌层的外 1/3 处（图 7.27）。

固定外膜层

　　在可能的情况下，使用额外 7-0 尼龙线间断缝合加强固定，将输精管外膜
与相邻的附睾膜缝合在一起（图 7.28）。放置这些最外侧的缝线时，重要的是不

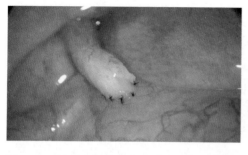

图 7.27　用 9-0 尼龙缝线将前部和外侧输精
管肌层固定到相应的附睾膜窗的边缘（图片来
源：Sheldon Marks）

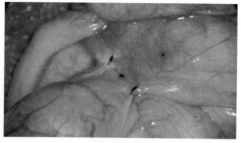

图 7.28　用 7-0 尼龙线间断缝合加固吻合口，
将输精管外膜与相邻的附睾膜缝合在一起（图
片来源：Sheldon Marks）

要导致过度牵引或扭曲吻合部位。

精子冻存

如果男性患者要求精子冻存，但来自附睾小管的附睾液不能用于冻存的话，此时可以通过白膜上细针穿刺法进行微孔显微取精术，找到精子并进行冷冻保存。在确定两侧的输精管液及附睾液无法冻存之后，再执行微孔显微取精术。

关闭鞘膜

在开始关闭鞘膜之前，重新检查鞘膜的缺损，观察并处理需要解决的任何出血点。重新检查输精管的长度，确定吻合口没有出血。如果发现任何部位的出血，使用精细显微双极电凝止血。然后，用利多卡因／布比卡因麻醉剂重新浸润麻醉鞘膜开口的边缘，4-0 可吸收缝线连续缝合关闭鞘膜。应注意缝线不要无意中损伤鞘膜内的附睾小管、白膜或者睾丸小体。

回纳睾丸

轻轻地将睾丸回纳入同侧阴囊内。需要重视的是：不要抬高睾丸，使得套叠吻合口存在过度的张力，从而增加精道复通失败的风险。为此，我们主张使用小型牵开器，在三个等距点上提起皮肤和皮下组织，然后轻轻地将睾丸回纳到阴囊正确的位置。

5～6 针的端侧 VE

这是在套叠方法开发之前使用的标准 VE 技术，并在当时成为大多数精道复通专家的主要技术。日前仍然有一些专家喜欢并沿用这一技术。即使您经常使用双针套叠技术，也无法否认在某些情况下这种技术也是有用的。使用 5～6 针缝合吻合术的一个原因是：如果附睾内目标小管的切口太长，那么当套叠吻合时，附睾小管的部分开口可能会延伸到输精管管腔之外，导致附睾液及精子漏出。在这种情况下，可以选择使用新的小管从头再来，或者可以使用这种技术将 5～6 个独立的缝线，像完成 VV 吻合术一样，从附睾小管由外到内缝入，然后从腹侧输精管黏膜由内到外缝出。

输精管的制备与套叠 VE 一致

输精管的定位、准备及固定应与套叠 VE 保持一致。通过鞘膜上方的隧道移入输精管，7-0 尼龙缝线间断的固定腹侧端输精管。然后识别、整理并打开附睾小管。一旦确定了目标小管是可用的，将移入鞘膜内的输精管在多个位置上固定，这样腹侧端输精管就可以到达开放的附睾小管的上方。然后将 3 根 9-0 缝线间断固定输精管后壁，即将腹侧端输精管的后壁肌层与其下方的附睾膜固定，从而确保输精管无张力地定位在开放的目标小管上。

放置 5～6 根 10-0 显微缝线

选择放置 5～6 根 10-0 附睾小管的缝线时，其数量由附睾小管的切口大小决定。与套叠缝合不同的是，将第一根双曲线 70 μm 针的 10-0 尼龙缝线放置在开放小管黏膜 6 点的位置。然后在 4 点和 8 点的位置再重复放置 2 根黏膜缝线（图 7.29）。此操作可以使用 10-0 带有 70 μm 显微针的双臂短缝线或单臂长缝线，在放置了所有缝线后，再剪除显微针并打结。

将小管黏膜缝线置于输精管黏膜中

接下来将 3 根缝线的针头置入相应位置的输精管黏膜腔，然后穿过肌层，就像套叠技术一样。一旦它们被放置，将所有 3 根缝线打结，首先从 6 点的缝线开始，然后将另外 2 根横向缝线打结，进而将开放附睾小管套入输精管管腔的黏膜之上。

检测修复并结扎缝线

在 5～6 针间断端侧 VE 吻合术中，由外向内放置附睾小管 2 点、10 点和 12 点的缝线，并使之从输精管腔黏膜中由内向外穿出，暂时不要打结，轻柔地牵引 3 根缝线并确认它们可以轻易将附睾黏膜套入输精管黏膜时，首先将侧面的缝线打结，最后将 12 点的缝线打结（图 7.30）。对于较小的附睾小管的缺损，使用总共 5 根等距的 10-0 缝线即可修复。

如果缝线断裂或黏膜撕裂

在 5～6 针间断端侧 VE 吻合术中，如果出现缝线断裂或黏膜撕裂，那么，在可能的情况下，尝试移除留在缝隙中的断裂缝线。如果最后一根缝线断裂，那么将难以将其移除和修复，因为此时存在的可见间隙最小，难以精确地放置缝针。如果小管的黏膜撕裂，那么将需要更换撕裂处附近的缝线。

将输精管肌层加固到附睾膜

用 9-0 尼龙缝线间断缝合将输精管肌层固定在附睾膜上。此过程的窍门是，首先用 9-0 缝线将 12 点的位置缝合，使得吻合口的顶点靠在一起，然后再缝合 11 点的侧壁（图 7.31）。

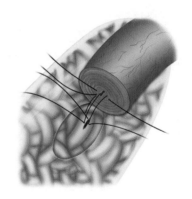

图 7.29　对于标准的 5～6 针的端侧 VE，即在放置了 9-0 后壁缝线之后，将 10-0 带有 70 μm 针的双臂缝线从附睾小管黏膜的 6 点、4 点和 8 点的位置缝出的附睾小管切开套叠术

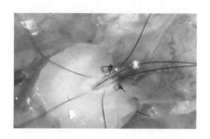

图 7.30　将 2 点、10 点和 12 点的 10-0 尼龙缝线通过附睾小管，然后从输精管腔黏膜中由内向外缝出

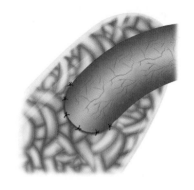

图 7.31　放置 9-0 缝线将吻合顶部联在一起，然后应用 9-0 缝线在侧面上缝合固定

将输精管外膜固定到附睾膜上

此步骤是为了完美地修复，技术上可以减少吻合口的任何张力，方法是用7-0尼龙线间断地将输精管外膜固定到附睾膜上。

关闭鞘膜并回纳睾丸

确认没有出血且检查 VE 是完好无损的，在局部浸润麻醉下，关闭鞘膜并轻轻地将睾丸回纳入阴囊，注意不要将吻合口置于过度牵引的状态。与之前套叠技术描述的一样，主张将阴囊拉开还纳睾丸，从而使得外部张力最小化。

参考文献
---

[1] Chawla A, O'Brien J, Lisi M, et al. Should all urologists performing vasectomy reversals be able to perform vasoepididymostomies if required? J Urol. 2004; 172: 1048−50.

[2] Crain DS, Roberts JL, Amling CL. Practice patterns in vasectomy reversal surgery: results of a questionnaire study among practicing urologists. J Urol. 2004; 171: 311−5.

[3] Chan PT. The evolution and refinement of vasoepididymostomy techniques. Asian J Androl. 2013; 15: 49−55. Asian J Androl 2016 Jan-Feb; 18(1): 129−133.

[4] Ostrowski KA, Tadros NN, Polackwich AS, McClure RD, Fuchs EF, Hedges JC. Factors and practice patterns that affect the decision for vasoepididymostomy. Can J Urol. 2017; 24(1): 8651−5.

[5] Fuchs ME, Anderson RE, Ostrowski KA, Brant WO, Fuchs EF. Pre-operative risk factors associated with need for vasoepididymostomy at the time of vasectomy reversal. Andrology. 2016; 4(1): 160−2.

[6] Matthews GJ, Schlegel PN, Goldstein M. Patency following microsurgical vasoepididymostomy and vasovasostomy: temporal considerations. J Urol. 1995; 154: 2070−3.

[7] Kumar R, Gautam G, Gupta NP. Early patency rates after the two-suture invagination technique of vaso-epididymal anastomosis for idiopathic obstruction. BJU Int. 2006; 97: 575−7.

[8] Peng J, Yuan Y, Zhang Z, Gao B, Song W, et al. Patency rates of microsurgical vasoepididymostomy for patients with idiopathic obstructive azoospermia: a prospective analysis of factors associated with patency − single-center experience. Urology. 2012; 79: 119−22.

[9] Chan PT, Brandell RA, Goldstein M. Prospective analysis of outcomes after microsurgical intussusception vasoepididymostomy. BJU Int. 2005; 96: 598−601.

第八章
术中困境与挑战

Intraoperative Dilemmas and Challenges with Vasovasostomy and
Vasoepididymostomy

在进行精道复通时，显微外科医生会遇到许多解剖及手术方面的挑战。本章讨论了在精道复通（无论是执行 VV 还是 VE）期间，出人意料地遇到一些独特且具有挑战性困境，这些困境包括：必须改进技术以解决突出的、囊状的腹侧输精管黏膜；与深部薄壁且迂曲的睾丸侧输精管进行吻合；或者是遇到缺乏周围外膜的输精管及附睾大囊肿等状况。VV 中输精管断端管径不一致的情况十分常见，即便拥有丰富经验的显微外科医生想要在不同管径间完成密不透水的 VV 也颇具挑战性。除此之外，VE 中还包括以下独特的挑战：切开的附睾管中没有附睾液或精子；血管丰富的或严重瘢痕化的附睾被膜遮盖了下面的附睾管；附睾管管径过细；长段输精管缺损后，如何无张力地进行 VE。

腹部侧输精管腔囊状突起的黏膜

在吻合时，如果发现腹部侧输精管横截面上的黏膜表现为囊状隆起，直接进行吻合是不可接受的，因此必须在输精管上方几毫米处重新切割黏膜（图8.1）。因为很难清楚地观察隆起的黏膜边缘，故而不能准确地放置黏膜缝线。吻合隆起的黏膜不仅具有挑战，而且还会显著增加无意中显微针勾住对侧管壁，进而缝合管腔的风险。此时正确的做法是：在横截面上方几毫米处重新切割输精管，再次切割输精

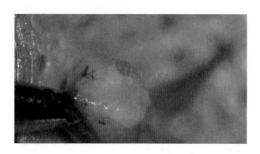

图 8.1 腹部侧输精管腔上囊状隆起的黏膜（图片来源：Sheldon Marks）

© Springer Nature Switzerland AG 2019
S. H. F. Marks, *Vasectomy Reversal*,
https://doi.org/10.1007/978-3-030-00455-2_8

管时，需确保输精管没有受到任何上方或侧方的牵拉。有时可能需要数次切割，才能获得无黏膜隆起的输精管横截面。

高度迂曲的输精管

　　当睾丸侧输精管的断端位于高度迂曲段时，精道复通格外困难。我们之前已经阐述了识别输精管的中央管腔对于吻合术的重要性，但是，在高度迂曲的输精管段中通常很难找到中央管腔。从技术角度来说，这样的吻合术显然更具挑战性，需要将腹部侧输精管厚的肌层与睾丸侧高度迂曲的输精管菲薄的肌层吻合（图 8.2）。有时候，这样的 VV 看起来更像是套叠的 VE，需要医生将一个高度迂曲复杂的输精管的尖端吻合到更大管径的腹部侧输精管的管腔上。对于这些极端的病例，建议从最简单的部分开始，首先完成管腔黏膜到管腔黏膜的吻合，然后接受挑战，尽可能好地加固缝合肌层（图 8.3）[1, 2]。

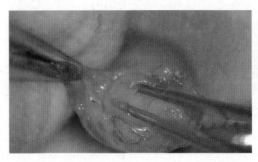 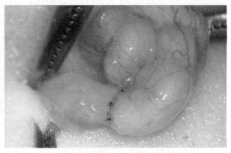

图 8.2　睾丸侧输精管常常高度迂曲，且仅拥有菲薄的肌层

图 8.3　吻合高度迂曲输精管后加固肌层（图片来源：Sheldon Marks）

缺乏输精管周围外膜

　　在进行多层 VV 时，有时会遇到输精管的最外层没有可用的输精管周围外膜的情况。如果您觉得需要额外的缝线来减少吻合口的张力，在可能的情况下，可以用 7-0 尼龙缝线间断缝合腹部侧和睾丸侧输精管肌层的边缘。此时，没有足够的外膜组织，因此必须采用双层吻合技术。

附睾囊肿 / 精液囊肿

　　附睾囊肿可能作为一种阻力最小的精子减压路径发挥作用，因此，附睾囊肿的存在可影响术中 VV 或 VE 的决策和结果。附睾囊肿可以是单个或多个，大小不一。具有疼痛症状的大的附睾囊肿，简单抽吸囊液或者切除多余囊壁并连续缝合并不能取得很好的疗效。在极少数情况下，当我们无法在输精管液或附睾管液中找到精子时，可能会在附睾囊肿或精液囊肿中找到许多活动精子，并可用于未来的 IVF/ICSI。然而，更多的情况下，我们在这些囊肿液中找不到任何精子。

输精管管腔大小不一致

腹部侧输精管管腔通常小且无扩张。睾丸侧输精管的管腔直径可以在很大的范围内变化，可以从非常小到扩张十分明显，这是由于在压力作用下，输精管液体积聚而膨胀的结果。某些病例中，吻合部位输精管断端的管腔差异非常明显（图 8.4）。技术上的难度在于，将管腔尺寸显著差异的两端输精管黏膜没有间隙且不重叠地吻合在一起。在吻合显著增粗的睾丸侧输精管管腔时，主要的挑战是如何避免在黏膜对黏膜的相邻缝线之间出现间隙，

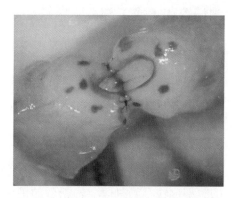

图 8.4 显著扩张的睾丸侧输精管管腔（图片来源：Sheldon Marks）

如果精子和输精管液从间隙中泄漏的话，可导致后期的吻合口瘢痕形成。如果腹部侧输精管存在显著的扩张，笔者发现额外增加 1~2 针黏膜缝线可减少这些间隙。尽管常规吻合中，黏膜层一般缝合 6 针 10-0 尼龙缝线，但是，在吻合管腔不一致的输精管时，笔者经常缝合 7~8 针黏膜缝线。当然，增加缝线的缺点是，我们并不想在正常的非扩张的腹部侧输精管的管腔内放置过多缝线，因为担心进入组织的血流受损引起缺血性改变。笔者发现，在睾丸侧输精管管腔上采用"咬合"更大黏膜的缝合方法有助于避免吻合过程中的所有裂隙。精子肉芽肿的产生常见于宽大的腹侧输精管管腔与小且不扩张的睾丸侧输精管腔吻合。

输精管的钙化

在极少数病例中，您可能会意外地发现：输精管肌层内散布着非常致密的钙化物。我们观察到所有男性患者的这些散在的钙化都无法用任何已知的因素进行解释，如糖尿病、全身性疾病，也没有发现男性患者既往存在任何输精管感染史或阴囊损伤史。但是，这些输精管的钙化物为吻合带来了多重挑战。首先，显微手术刀片难以切开钙化物，因此很难横断输精管并获得一个健康的组织截面，进而迫使外科医生必须再次移动一小段，试图找到没有钙化的输精管截面；其次，当刀片遇到输精管内钙化物时，任何横断尝试都会立即导致刀片变钝，并留下不规则的、部分钙化的输精管横截面，迫使医生更换刀片再次切割。值得一提的是，显微缝针和缝线无法通过这些钙化物，所以无法将输精管的两断端贴近并完成密不透水的吻合。此外，如果无法将健康的输精管贴近健康的输精管，组织也无法愈合。当复通男性患者在没有任何创伤、手术史或感染的情况下，意外出现

输精管的钙化时，我们要求男性患者应与其初级保健医生联系进行随访，并进一步评估和检测，寻找可以解释这种现象的全身性疾病。

输精管和（或）部分附睾缺如

对于输精管和（或）部分附睾缺如，首先应考虑为医源性损伤或者是先天性双侧输精管缺如（CBAVD）。此时，如果不能在一侧或两侧交叉进行精道复通，并且在附睾缺损的部位没有可利用的附睾管，那么我们将进行取精术。我们将与男性患者及其伴侣一起讨论术中发现及进一步进行基因检测的必要性[3, 4]。

VE 吻合术的特殊困境和挑战

VV 的一些挑战和困境也可能发生在 VE 吻合术的过程中，如遇到囊状隆起的腹部侧输精管黏膜、输精管的钙化或较长的输精管缺损。这些状况经常在 VE 中出现，使得 VE 这个已经具有挑战性的手术变得更加困难。

附睾管中无附睾液

有时，打开附睾管后，却发现没有可见的附睾液流出。这个问题可以通过等待一些时间及温柔地按摩附睾并将附睾液挤向开放的附睾管来试图解决。如果仍没有附睾液流出，在无菌载玻片的末端放一小滴乳酸林格液、生理盐水或人输卵管液，并将玻璃载玻片上的液滴在开放的附睾管上轻轻擦拭一下，然后在显微镜下观察液滴，有时仍可以在其中找到精子。如果仍没有看到精子，并且仍然没有附睾液，那么可以尝试通过 24 号静脉留置针非常轻柔地灌注冲洗，然后检查冲洗液内是否存在精子。经过上述处理，若仍然没有附睾液流出，那么就需要放弃此段附睾管，在此附睾管的高位打开一个新的小管，并重复上述过程。当进行这种操作时，注意观察附睾管内液体颜色或外观上的任何变化，这样有助于发现新的目标小管。

附睾液中没有精子或精子碎片

如果在附睾液中无法找到精子或精子碎片，那么有两种可能性：一种是生精抑制或生精阻滞导致的无精；另一种情况是附睾的梗阻在更高的位置。我们经常遇到后面这种情况，在反复建立了几个附睾窗之后，最终找到一个具有大量精子的附睾管，有时是在附睾的高位。有时候，由于梗阻的位置非常高，精子仅仅出现在睾丸的输出小管中。

附睾膜表面的血管

当发现包裹附睾管的附睾被膜被密集的血管覆盖时，也是一种令人沮丧的状况。此时的挑战就是在显微镜下仔细检查附睾并找到一个无血管的窗口，从那里可以进入并分离下面的附睾管。有时您不得不使用显微双极来处理这样的血管问题，然后进一步分离并打开用于吻合的附睾管。

瘢痕增厚的附睾外膜

覆盖于附睾上的致密瘢痕可导致辨识内部的附睾管变得非常困难。无论瘢痕是来自既往手术、感染、创伤，还是未知原因，这类情况均增加了手术的难度。瘢痕可能是从鞘膜到白膜，也可能仅仅是附睾上覆盖了厚而致密的瘢痕。瘢痕可导致鉴别目标小管、随后的准备及 VE 均变得更加困难。我们的经验是：用局部麻醉剂浸润组织后，使用低功率烧灼或显微剪刀锐性解剖、分离瘢痕组织，轻轻地剔除覆盖在预期吻合部位的附睾瘢痕。尽管这种操作会导致用于固定输精管肌层或外膜的附睾被膜缺乏，但这一操作可以显露附睾管。然后，您需要即兴发挥地缝合任何可利用的周围组织，从而固定输精管，以便于进行套叠式吻合。在有些病例中，附睾被膜已经不是正常的覆盖于附睾管上的半透明薄膜，增厚的附睾被膜导致观察和选择目标小管变得困难。如果遇到这种困境，笔者的经验是：选择一个附睾平面，预估在该平面可找到带有精子的好的附睾管，首先盲目地切开厚厚的附睾被膜的表层，然后用显微剪刀精细分离组织，直到看到附睾管。

细小、扁平、非扩张的附睾管

您可能会遇到这种情况，附睾液的分析提示附睾管已打开，附睾液已流出，附睾管处于非扩张状态，虽然可用但细小得几乎看不清。这种情况说明：男性患者可能存在生精抑制，抑或该男性患者附睾管的状态原本如此。根据笔者的经验，这些细小的附睾管液仍然可以拥有数量和活力良好的精子。口径纤细的附睾管导致分离和随后 VE 变得更加困难。

输精管长度不足时的处理

该类手术的目标是，附睾管吻合口一旦定位的情况下，输精管应具有足够的长度，以便两者在无张力状态下实施 VE。首先，尝试游离输精管周围组织和精索，释放腹部侧的输精管。这一过程通常可以提供一些额外的长度来弥补差距，但根据笔者的经验，通常不会延长太多。如果输精管的长度仍不足，另一个技巧是切开附睾远端和睾丸底部白膜之间的鞘膜，直视下切割睾丸白膜侧的鞘膜，并且远离附睾，避免对下面的输精管造成损伤。大多数情况下，这种技术可使附睾尾部从睾丸上分离出来，从而可提供足够的额外长度（图 8.5）[5]。

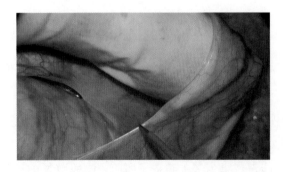

图 8.5　切开附睾远端与睾丸底部白膜之间的鞘膜，抬高附睾尾部，使得长度足够用于 VE（图片来源：Sheldon Marks）

参考文献

[1] Patel SR, Sigman M. Comparison of outcomes of vasovasostomy performed in the convoluted and straight vas deferens. J Urol. 2008; 179: 256–9.

[2] Sandlow JI, Kolettis PN. Vasovasostomy in the convoluted vas deferens: indications and outcomes. J Urol. 2005; 173: 540–2.

[3] Flannigan R, Schlegel PN. Genetic diagnostics of male infertility in clinical practice. Best Pract Res Clin Obstet Gynaecol. 2017 Oct; 44: 26–37.

[4] de Souza DAS, Faucz FR, Pereira-Ferrari L, Sotomaior VS, Raskin S. Congenital bilateral absence of the vas deferens as an atypical form of cystic fibrosis: reproductive implications and genetic counseling. Andrology. 2018 Jan; 6(1): 127–35.

[5] Chan PT. The evolution and refinement of vasoepididymostomy techniques. Asian J Androl. 2013; 15: 49–55. Asian J Androl 2016 Jan-Feb; 18(1): 129–133.

第九章
男科护理
Andrology Care

精道复通需要男科医生的支持

许多精道复通医生亲自使用手术内的台式实验室显微镜进行术中的输精管液分析，而其他医生则可以将带有输精管液的载玻片传送给附近实验室或检验部门的病理学专家。后者可能非常耗时，并且延迟术中决策，增加手术时间。如果需要精子冻存，外科医生可以安排外部实验室人员在复通术中到场，抑或安排相关医生将精子运送到实验室进行冷冻保存。我们发现，自己部门内部拥有全职男科医生可以克服所有这些障碍，显著缩短手术时间，提高了复通男性患者的术中和术后护理的效果和质量。此外，复通团队拥有一名男科医生，可以选择在复通期间或之后的任何时间执行诊断性术中显微取精术或精子冻存。

术中有男科医生参与的优势

两种方法可以实时分析输精管液，评估精道系统是否开放，从而决策是否执行输精管吻合术（VV），或者判定由更深部的附睾梗阻导致无精子，从而需要进行输精管附睾吻合术（VE）。一种是自己做，另一种是将这项任务委托给男科医生。大多数医生通过手术室中高质量、高放大倍率（100倍）的实验室显微镜来分析输精管液。这种方法的优点是快速，手术医生可以直接看到结果，这一点对于模棱两可的输精管液很重要，并且不需要任何额外的人员。外科医生独立观察载玻片也存在缺陷：如果没有即刻看到精子的话，慢慢扫描载玻片并寻找稀少精子或部分精子的过程非常耗费医生的手术时间，并且始终存在载玻片有精子但外科医生未发现的可能性，进而由于医生误判存在更深的附睾阻塞，执行了更复杂的成功可能性更低的 VE。

我们复通中心拥有一名全职的男科医生，当我们把载玻片交给他时，他立

© Springer Nature Switzerland AG 2019
S. H. F. Marks, *Vasectomy Reversal*,
https://doi.org/10.1007/978-3-030-00455-2_9

即开始寻找精子，同时外科医生能够继续手术操作。实践表明，男科医生能够对输精管液进行更全面的显微镜下分析，并且在外科医生未发现任何精子的情况下，发现稀有甚至运动的精子。这显然使我们缩短手术时间和执行成功率更高的VV，而不是仅依靠外科医生无法发现精子，就错误地认为输精管液内没有精子的存在，并因此常规地执行了VE。为了实时了解男科医生在实验室内看到的内容，我们在手术室中设有监视仪，使外科医生也能够看到输精管液中质量最好的精子，从而判定是执行VV，还是VE[1-5]。拥有高超技能和训练有素的男科医生可以让外科医生能够执行更高成功率的VV，同时允许手术团队在男科医生积极寻找精子的同时继续执行复通操作，从而更有效地利用时间，进而为男性患者提供更好的手术结局。

睾丸取精术中男科医生的作用

当术中需要进行实时诊断性睾丸取精并将取得的精子进行冷冻保存的时候，男科医生将发挥关键作用。如果考虑到男性患者先前的或隐瞒的持续的睾酮治疗、输出管道上存在梗阻，以及任何原因导致的精子发生障碍等因素，并且附睾液中未发现精子，此时，睾丸取精是必要且有价值的。诚然，分离生精小管并检查组织中是否存在精子的技术是烦琐且耗时的。当男科医生看到生精小管内精子数量很多时，可以将结果迅速传达给外科医生，以帮助医生做出决策。如果最初的睾丸样本内未发现精子，则需要更多的生精小管组织及时间以进行全面的审查。

复通术后的男科服务

众所周知，复通的成功在很大程度上取决于密切的术后护理。无论是进行精液分析，还是解释门诊检测的结果，团队中的男科医生都能显著提高男性患者的护理水平，并减少外科医生的就诊时间。许多男科医生与泌尿外科医生密切合作，在解释实验室报告和建议复通后男性患者连续关注精液分析结果中发挥了关键作用。我们的男科医生能够审查和解释报告，并与过去的报告进行比较，与外科医生一起制订治疗计划（如果需要），改善未达到最佳或者下降的精液质量。很多时候，男性患者会与我们的男科医生讨论营养、饮食、职业和生活方式的影响，以及优化男女双方生育力方面的选择。

是术中精子冻存，还是推迟冻存

在实施复通术期间，很可能是为男性患者取精并冻存精子最便利且最佳的时机。如果有足够的管液体积、精子数量及运动精子，那么可以将输精管液或附睾液吸入精子清洗介质（人输卵管液）中，传送给您的男科医生并将其冷冻保存，以备将来用于人工辅助生殖。即使男性患者将来用到冻存精子的机会很低，但如果医生给出这些选择，许多男性患者更愿意将精子冷冻保存[6-8]。那些少数确实使用了冻存精子的男性患者会感谢他们多年前选择了精子冻存。男科医生有助于实时确定输送的标本是否足以用于冻存，抑或需要更多的输精管液、附睾液及睾丸组织。

冻存精子的处置

对于选择复通时精子冻存的所有男性患者来说，在其同意冻存精子的同时，明确男性患者未来身故后冷冻精子的处置和所有权问题，也是很重要的。讨论和准许男性患者是否允许他的伴侣使用身故后的精子并成为未来的孩子父亲是明智之举。

参考文献

[1] Kolettis PN, Burns JR, Nangia AK, Sandlow JI. Outcomes for vasovasostomy performed when only sperm parts are present in the vasal fluid. J Androl. 2006; 27: 565−7.
[2] Kolettis PN, D'Amico AM, Box L, et al. Outcomes for vasovasostomy with bilateral intravasal azoospermia. J Androl. 2003; 24: 22−4.
[3] Scovell JM, Mata DA, Ramasamy R, et al. Association between the presence of sperm in the vasal fluid during vasectomy reversal and postoperative patency: a systematic review and meta-analysis. Urology. 2015; 85: 809−13.
[4] Smith RP, Khanna A, Kovac JR, et al. The significance of sperm heads and tails within the vasal fluid during vasectomy reversal. Indian J Urol. 2014; 30: 164−8.
[5] Ramasamy R, Mata DA, Jain L, Perkins AR, Marks SH, Lipshultz LI. Microscopic visualization of intravasal spermatozoa is positively associated with patency after bilateral microsurgical vasovasostomy. Andrology. 2015; 3(3): 532−5.
[6] Glazier DB, Marmar JL, Mayer E, Gibbs M, Corson SL. The fate of cryopreserved sperm acquired during vasectomy reversals. J Urol. 1999; 161: 463−6.
[7] Boyle KE, Thomas AJ Jr, Marmar JL, Hirshberg S, Belker AM, Jarow JP. Sperm harvesting and cryopreservation during vasectomy reversal is not cost effective. Fertil Steril. 2006; 85: 961−4.
[8] Schrepferman CG, Carson MR, Sparks AE, Sandlow JI. Need for sperm retrieval and cryopreservation at vasectomy reversal. J Urol. 2001; 166: 1787−9.

第十章

复通术后的指导和护理

Post-reversal Management and Care

　　除了精道复通技术本身，术后的出院指导对于男性患者平稳康复及复通同样重要。因为夫妇在情感上和经济上均寄希望于好的复通结果，针对男性患者护理提供详细的宣教材料至关重要，这样他们才能知道该做什么，并且，更重要的是，不该做什么。即使有明确的指示，许多复通术后男性患者仍然不遵循医生的指导。这就是为什么我们不仅提供说明和预防措施，而且还提供该指导的逻辑依据。我们也十分清楚，与男性患者及其伴侣短暂的术后对话很快就会被遗忘，因此每位男性患者都会在术后收到一份定制的小册子。目标是使其知晓哪些是可接受的和推荐的行为。有了这些指导，他和他的伴侣可以在复通术后做出明智的选择，避免可能影响康复的行为，降低风险并减少并发症[1, 2]。

口头和书面上的出院指导

　　将复通术后指导传达给患者时，重要的不是您说什么，而是他们记住了什么。这也是提供详细的书面指导非常重要的原因所在[3]。在正常情况下，非医疗人员不可能回忆起今天、明天、下周和下个月的所有注意事项、术后护理及指导。再加上手术的情绪压力和镇静剂导致常规失忆的影响，几乎可以肯定的是：您或者您的助手告诉患者的大部分内容都不会被记住或被错误地回忆。故此，我们仅仅对男性患者及其伴侣在术后护理的重点和关键概念上给予有限的口头指导，与此同时，男性患者会得到一份定制的且详细的书面指导，以及这些指导背后的逻辑依据。依据这个参考，可以使男性患者和他的伴侣成为护理团队中更好的成员。

康复护理措施

　　复通男性患者的早期护理关系到其舒适程度，并有可能影响其最终治疗结

© Springer Nature Switzerland AG 2019

S. H. F. Marks, *Vasectomy Reversal*,

https://doi.org/10.1007/978-3-030-00455-2_10

果。除了标准的麻醉后、术后的护理和说明，我们还提供了许多针对复通手术的特殊指导。仅仅依靠来自机构或医疗中心的标准术后通用指导往往是不全面的。解决男性患者特殊的问题也很重要，如是否可以重返工作岗位、男性患者的爱好和运动等。

冰敷

指导男性患者在术后 48～72 h 内冰敷阴囊，每次冰敷 30 min，然后移除冰袋 10 min。需要强调的是，冰袋应该贴在内衣的外面，而不是直接贴在皮肤上，也不应该放在多层厚的衣物或毯子上。理想状态下，在皮肤与冰袋之间隔着一层薄薄的衣物，如内衣等。男性患者晚上睡觉时，可以暂停使用冰袋，并在晨起后重新开始使用冰袋。

紧身裤

我们的经验：在术后的前两周之内，男性患者可以穿着紧身裤、骑行弹力裤或加压短裤，并且这样感觉会更舒适。紧身裤有助于睾丸移动最小化，同时保证了冰袋保持在阴囊上方的位置。

限制活动

要求男性患者在术后 48～72 h 内不要站立，在术后前两周内避免长时间站立、下蹲、举重或承重，以防止各种出血或疼痛。任何个人、团体或职业的运动都应特别注意。根据笔者的经验，如果您不与男性患者谈论恢复正常运动或相关的话题，那么他们会认为复通术后 5 天之内就可以为即将到来的铁人三项或空中跳水开始训练。尽管与男性患者分享了我们的指导和顾虑，我们仍准许过一些男性患者在复通术后 3 天即恢复了他们每天 60～100 英里（1 英里≈1.61 km）公路自行车的骑行，另有一些男性患者在手术 2 周后就再次回到专业牛仔竞技骑手的岗位上。

切口护理

每位男性患者都会获得详细的信息表，告知其切口的护理方法和正常康复过程中间歇性出血的可能性，以及切口发生感染的预警信号。

出院药物

您必须非常清楚地向男性患者说明能服用和不能服用的药物，以及何时可以恢复之前的用药，尤其需要说明您开出的每种药物的剂量和用药方案。我们会向男性患者提供每种处方药的详细不良反应和潜在风险清单，并且强调，无论是处方药还是非处方药，许多药物和补品都会与其他药物发生负面的相互作用，增加出血风险，或者毒害精子，因此在服用任何产品之前征询手术医生的意见是很重要的。

恢复常规药物和补充剂

根据药物或者补充剂的性质，有些可以在手术后立即重新开始应用，并延续其常规的复通前剂量和方案，而不需要间隔一段时间。而另一些药物可能根据药物特点和男性患者的特定情况，会延迟一两天或更长时间后恢复用药。许多男性患者几乎会立即开始各种康复疗法，服用抗炎药物或补充剂等，因此，专门询问男性患者这些问题是非常重要的。

抗血小板制剂或血液稀释剂

有些男性患者因为某些医学原因不得不应用一些药物，包括非处方阿司匹林或者血液稀释剂。针对这些情况，我们都会在重新应用这些药物时与其医生协商，有些药物在术后必须立即重新应用，而有些药物可能会延迟到复通后的几天、一周或更长的时间。

复通后抗生素的应用

专家们在复通术后是否预防性使用抗生素的问题上分歧很大。有些严格遵守指南，术后不使用抗生素，而另一些专家可能会应用一些抗生素。我们术前使用一剂头孢唑啉，然后在复通术后继续口服一些头孢氨苄[4]。

抗炎药物

如果术中发现男性患者存在精子肉芽肿，或者男性患者存在广泛且致密的输精管周围瘢痕，抑或复通术后存在过度的炎症反应，那么，我们常常给予男性患者逐渐递减的类固醇疗法，可选用泼尼松或者甲泼尼龙，并遵循非甾体抗炎药（NSAID）为期6周的疗程。我们更倾向使用塞来昔布或美洛昔康，因为这两种药物均不影响血小板的功能，因此不增加术后出血的风险[5, 6]。

止痛药

我们中心的大多数复通男性患者很少需要术后服用止痛剂，如对乙酰氨基酚，但为防止可能出现的中度疼痛不适的情况，男性患者出院时所配药中会包括几种常规强度的止痛剂。每位男性患者的出院材料中也包括对这些药物的适应证、注意事项、不良反应和用药禁忌的说明[7]。我们发现，经过严谨的手术操作及合理使用局部麻醉剂，复通术后男性患者很少需要止痛药物。

后期护理、注意事项和禁忌

大多数男性可以在复通术后10～14天恢复正常活动和工作，但对于那些耗费体力的职业或特殊爱好（如举重）的男性患者来说，我们鼓励他们在3～4周内避免高强度的身体核心区域的活动。虽然他们可能感觉很好，并且认为已全部"愈合"，但医生必须向男性患者解释：组织仍然处于愈合的早期阶段，并且创伤性的活动可能导致手术区域显著的肿胀、出血风险增加及疼痛。我们要求在术后4～6周内，所有男性患者应避免剧烈活动和身体核心区的锻炼，如深蹲、仰卧起坐和腿部按压。同样，要求男性患者避免可能对新近愈合中的复通区域造成创伤的活动，如长途骑行、骑马或类似行为。如果男性患者在工作、运动或爱好中可能会伴随特别剧烈的活动，那么有必要提供给男性患者非常具体的指导及预防措施。并且需要告诉男性患者：在尝试受孕的过程中，时刻避免阴囊过热的重要性[8]。

恢复性活动

我们建议接受 VV 或 VE 的男性患者在术后 14 天内禁止射精和性活动。较长时间的禁欲可能会增加炎症进展和阻塞新的吻合口的风险。此外，许多夫妇承认，即使医生要求更长的禁欲时间，他们仍在术后 2 周左右即开始了性活动。

射精频率

在复通术后，我们鼓励男性患者定期射精，尤其在伴侣排卵期间，每次间隔 24～48 h。我们向男性患者宣教：射精过于频繁或射精次数过少都对其生育能力有影响。

出院指导的依从性

始终令我们惊讶的是，大多数男性患者不会遵循这些复通术后的指导，经常在手术后就立即重新开始积极的运动或体力活动，不经我们医务人员的检查就服用各种草药和补充剂，或者在术后第一个晚上之后就停止冰敷。有一部分男性患者一旦他们感觉很好，就会设想自己的恢复早于出院指导中明确说明的时间点，并且开始性活动。我们坚信，复通术后的出院教育材料和常规术后随访有助于增加男性患者的依从性[9, 10]。

后续的精液分析

我们鼓励男性患者术后定期进行精液分析，密切关注精子计数，从术后第 4 周开始，每 4 周一次，直到出现稳定或可接受的结果。密切监测精子计数将有助于医生尽早识别趋势，如果精子计数并不是最好或减少，提示管腔内过度的炎症和进行性吻合瘢痕形成，从而有机会在窗口期进行药物干预。

我们向男性患者指出，精液分析是监测复通结果的有效手段。希望男性患者了解精液分析是精子生成和精液输送的衡量标准，但并不是衡量生育能力的标准。我们强调，任何可能影响精子生成和质量的因素都会影响精子计数，就像瘢痕或炎症可能会作用于输精管吻合口，进而影响精液的流动。

男性患者复通后精液分析的依从性

我们发现，大多数男性患者对复通后精液分析的依从性较差。许多夫妇错误地坚信他们会有很好的结果，精液分析是不必要的麻烦。尽管我们向男性患者解释了后续精液分析测试对于获得最佳结果的重要性，但许多男性如果在术后发现精液中出现精子的话，通常不会连续数月继续检查精子质量。有些人错误地认为术后伴侣就会妊娠，如果在 6～12 个月内伴侣仍没有妊娠的话，他们再来检查。不按要求检查精液的男性经常给出的原因包括太忙、只是忘记了、测试不方便或太贵。在对 389 名男性患者的回顾性分析中，我们发现 15% 的男性患者没有在医生建议的时间间隔内提供精液分析标本[11]。精液测试可实时获取可控信息，这样就可以在精子计数下降时给予抗炎药物干预，但会给男性患者带来不便和增加花费。如果安排男性患者过于频繁的精液分析，那么他们通常会在几次检查后中断检测。但是，如果测试的时间间隔过长，那么男性患者将失去早期最好的去除炎症性梗阻并将精子数量恢复到目标水平的治疗窗的机会。

参考文献

［1］ Rossi BV, Abusief M, Missmer SA. Modifiable risk factors and infertility: what are the connections? Am J Lifestyle Med. 2014; 10(4): 220−31.

［2］ Sharma R, Biedenharn KR, Fedor JM, Argawal A. Lifestyle factors and reproductive health: taking control of your fertility. Reprod Biol Endocrinol. 2013; 11: 66.

［3］ Davies N, Papa N, Ischia J, Bolton D, Lawrentschuk N. Consistency of written post-operative patient information for common urological procedures. ANZ J Surg. 2015; 85(12): 941−5.

［4］ Wolf JS Jr, Bennett CJ, Dmochowski RR, Hollenbeck BK, Pearle MS, Schaeffer AJ, Urologic Surgery Antimicrobial Prophylaxis Best Practice Policy Panel. Best practice policy statement on urologic surgery antimicrobial prophylaxis. J Urol. 2008; 179(4): 1379−90.

［5］ Teerawattananon C, Tantayakom P, Suwanawiboon B, Katchamart W. Risk of perioperative bleeding related to highly selective cyclooxygenase-2 inhibitors: a systematic review and meta-analysis. Semin Arthritis Rheum. 2017; 46(4): 520−8.

［6］ Perkins A, Marks MB, Peter Burrows PJ, Marks SF. Anti-inflammatory treatment for asthenozoospermia following microsurgical vasectomy reversal. Presented at American Society of Andrology 38th Annual Meeting, San Antonio, Texas: April 13−17, 2013.

［7］ Fujii MH, Hodges AC, Russell RL, Roensch K, Beynnon B, Ahern TP, Holoch P, Moore JS, Ames SE, MacLean CD. Post-discharge opioid prescribing and use after common surgical procedures. J Am Coll Surg. 2018. pii: S1072−7515(18)30154−6; https://doi.org/10.1016/j.jamcollsurg.2018.01.058.

［8］ Rao M, Zhao XL, Yang J, Hu SF, Lei H, Xia W, Zhu CH. Effect of transient scrotal hyperthermia on sperm parameters, seminal plasma biochemical markers, and oxidative stress in men. Asian J Androl. 2015; 17(4): 668−75.

［9］ Maatman TJ, Aldrin L, Carothers GG. Patient noncompliance after vasectomy. Fertil Steril. 1997; 68: 552−5.

［10］ Sheynkin Y, Mishail A, Vemulapalli P, Lee J, Ahn H, Schulsinger D. Sociodemographic predictors of postvasectomy noncompliance. Contraception. 2009; 80: 566−8.

［11］ Murphy R, Perkins A, Marks MB, Burrows PJ, Marks SF. Post vasectomy reversal semen analysis compliancy. Androl. 2012; 33(Suppl 2): 42.

第十一章
精道复通的并发症

Complications of Vasectomy Reversals

精道复通的并发症与输精管结扎术或者任何其他阴囊/睾丸手术后伴有的潜在风险及并发症相同。由熟练且有经验的医生执行此手术，虽很少出现并发症，但仍可能会发生。如果您没有遇到以下任何一种并发症，仅仅可能是因为您还没有施行过足够多的精道复通术。根据我们的经验，这些风险和并发症的发生频率低于输精管结扎术，可能是因为整个复通是在直视下进行的显微外科手术。在术前知情同意书中，应回顾以下精道复通手术特有的及常规手术的潜在风险和并发症。让男性患者参与讨论这些风险，在出现任何问题的迹象或症状的时候，男性患者才更有可能启动早期干预措施，从而获得更好的结果。当男性患者既往经历了成功或不成功的复通尝试、其他阴囊/睾丸/腹股沟手术，或需要更积极地从大面积瘢痕中分离输精管、附睾及睾丸，以及游离并释放腹部侧输精管的复通术时，发生这些并发症的风险会显著增加。这些先前的外科手术和操作可导致广泛的瘢痕形成，破坏输精管的正常血供和组织平面，这使得已经具有挑战性的手术变得更加困难。除了讨论复通失败，本章论述了复通术后一些常见的并发症。

即刻或迟发性出血

任何手术，手术后即刻或手术后数天至数周后均可出现出血。虽然我们预计手术区域术后会出现轻微的瘀伤和肿胀，但是萎缩性瘀斑和剧烈的疼痛与肿胀显著、快速的进展是复通术后出血和血肿形成的证据。如果出血和血肿足够大或发展迅速，疼痛会是严重且持续的。虽然有些男性患者可以保守治疗，但有些男性患者可能需要手术探查确定出血部位并清除所有血凝块。在混乱的流血组织中找出任何出血的来源是很困难的，因为创面内似乎所有的组织都是破损的，并且渗

© Springer Nature Switzerland AG 2019
S. H. F. Marks, *Vasectomy Reversal*,
https://doi.org/10.1007/978-3-030-00455-2_11

出血液。检测有助于证实急性出血或者血肿的假设诊断。对于伴有难以察觉的慢性肿胀导致的迟发型疼痛，睾丸超声可以更好地确定解剖结构、血肿范围或可能的睾丸萎缩[1]。

阴囊引流

如果复通时出现破损组织表面广泛且持续的渗血，为避免阴囊血肿的发生，可以根据需要在阴囊的一侧或两侧放置一根或多根阴囊内引流管，放置的时间为 12 h 或更长时间。以我们放置引流管的经验，我们倾向使用乳胶 Penrose 引流管。然而，由于手术室禁止使用乳胶产品，在少数需要放置引流管的情况下，我们不得不换成使用一种不太理想的更硬的硅橡胶产品。将一根或多根引流管放置在每侧阴囊的底部，并通过切口的下方引出，然后用无菌安全别针固定到伤口上面的纱布上。在复通术后第二天早上用持续且稳定的牵引力轻巧地取掉纱布和引流管。当使用两个引流管时，我们以一定的角度切割左侧引流管，并保持右侧引流管以直角切开，以作区别。

感染

当您在术中保护和处理组织的时候，遵循了恰当的标准并技术上注重细节，精道复通术后感染的情况很少发生。对于复通术前和复通术后抗生素的常规使用，仍存在争议[2]。大多数专家在复通时静脉注射广谱头孢菌素，之后给予少量口服抗生素。我们会与男性患者一起回顾可能感染的早期症状和预警信号，一旦出现，需要立即与我们取得联系。通常情况下，男性患者会错误地将术后正常炎症反应的迹象当作感染的标志。如果怀疑任何感染，指导男性患者接受检查并使用广谱抗生素进行治疗。

鞘膜积液

精道复通后的反应性鞘膜积液很少见，但如果发生，通常是单侧的，并且体积并不大。但是，一旦鞘膜积液发生，通常会引起男性患者的担忧。我们会向男性患者解释：大多数情况下，反应性鞘膜积液会随着时间的推移和保守治疗而自行消退，需要干预的概率很低。

睾丸萎缩

急性与迟发性的睾丸萎缩，可能是由于精道复通期间或之后损伤了睾丸的血液供应。尽管非常罕见，但是在具有挑战性的再次复通手术中、既往遭受过睾丸 / 阴囊手术 / 创伤时，或者术后精索血肿发展成为局部精索隔室综合征的时候，发生睾丸萎缩的概率将大大增加。睾丸萎缩可以是急性的、围手术期的，抑或迟发性的，即发生在术后数周至数月之后。睾丸萎缩最初可能通常表现为超出医生预期的显著进行性的睾丸肿胀和疼痛，然后睾丸体积在数月内缓慢变小。迟发性的睾丸萎缩可能表现为睾丸体积缓慢减小，伴有或不伴有疼痛。彩色多普勒超声作为诊断工具是有价值的，可帮助确定睾丸是否存在任何缺血性的改变或血液流量减少。如果出现与精索血肿相关的早期急性变化，则可能需要进行手术减压。

睾丸疼痛

精道复通后的疼痛，类似于输精管结扎术后疼痛综合征（PVPS），是很少见的。这种复通后疼痛的原因可能是由输精管周围过度的炎症反应造成的，可能是由吻合部位的精子渗漏导致的精子肉芽肿，可能是小的输精管周围血肿，可能是更高位置的精索问题，如疝气或疝气补片导致的输精管周围炎症及瘢痕，或者可能是遗传方面的沃勒管（Wallerian）的退化。正如我们已熟知的 PVPS 男性患者一样，很难找到精道复通后睾丸疼痛的明确病因，因此治疗的方法是直接控制疼痛和症状。精道复通后的睾丸疼痛很少发生，因为绝大多数为治疗严重 PVPS 而执行精道复通的男性患者，术后的疼痛会明显减退或完全消失[3-9]。

<hr>

参考文献

<hr>

[1] Johnson D, Sandlow JI. Vasectomy: tips and tricks. Transl Androl Urol. 2017; 6(4): 704-9.
[2] Wolf JS Jr, Bennett CJ, Dmochowski RR, Hollenbeck BK, Pearle MS, Schaeffer AJ, Urologic Surgery Antimicrobial Prophylaxis Best Practice Policy Panel. Best practice policy statement on urologic surgery antimicrobial prophylaxis. J Urol. 2008; 179(4): 1379-90.
[3] Leslie TA, Illing RO, Cranston DW, et al. The incidence of chronic scrotal pain after vasectomy: a prospective audit. BJU Int. 2007; 100: 1330-3.
[4] Tandon S, Sabanegh E Jr. Chronic pain after vasectomy: a diagnostic and treatment dilemma. BJU Int. 2008; 102: 166-9.
[5] Myers SA, Mershon CE, Fuchs EF. Vasectomy reversal for treatment of the post-vasectomy pain syndrome. J Urol. 1997; 157: 518-20.
[6] Lee JY, Chang JS, Lee SH, Ham WS, Cho HJ, Yoo TK, Lee KS, Kim TH, Moon HS, Choi HY, Lee SW. Efficacy of vasectomy reversal according to patency for the surgical treatment of postvasectomy pain syndrome. Int J Impot Res. 2012; 24(5): 202-5.
[7] Sinha V, Ramasamy R. Post-vasectomy pain syndrome: diagnosis, management and treatment options. Transl Androl Urol. 2017; 6(Suppl 1): S44-7.
[8] Smith-Harrison LI, Smith RP. Vasectomy reversal for post-vasectomy pain syndrome. Transl Androl Urol. 2017; 6(Suppl 1): S10-3.
[9] Schmidt SS. Spermatic granuloma: an often painful lesion. Fertil Steril. 1979; 31(2): 178-81.

第十二章
术后精子动力学不理想及复通失败
Sperm Kinetics After VV or VE and Reversal Failure

　　双侧 VV 术后，大多数男性患者希望在术后 30 天的第一次精液分析时看到精子，然后，男性患者的精子数量和活动率会在后续的几个月内持续改善。大多数情况下，术中所见的精子质量越好，术后则越有希望更早地发现精子并获得更好的治疗结局。当然，由于精子发生需要 74～90 天，因此可能需要几个月的时间才能从曾经梗阻的精道系统中获得最佳的精液参数。尽管一直存在持续性炎症会导致迟发性吻合失败的顾虑，但是，术中发现一侧或两侧的精液肉芽肿与术后精子参数快速恢复至正常的相关性最强。在 VE 术后，射出的精液中出现精子的时间是变化的且不可预测的，从第一次精液分析的第 4 周至 6～12 个月或更长时间内随时可能见到精子[1-3]。有些人甚至在 18～36 个月后或更长时间之后发现精液中重新出现精子。最好的情况是，在术后 4～6 个月，精子快速恢复到正常的数量。因最初精子数量为零的检测结果使夫妇感到非常沮丧和失望，所以告知男性患者精液中重新出现精子的时间范围跨度很大，以及不可预测性，是十分重要的。即使告知男性患者这些信息，许多夫妇仍然期待术后会立即出现好的结果，且常常在几个月后停止继续检查精液，并错误地假设精液分析中无精子即意味着复通的失败，并且失去信心。另外，吻合口总是有可能在未来发生梗阻并导致随后的无精子症，所以我们总是建议那些具有良好的精子数量和活动率的男性患者为未来的 IUI 或 IVF/ICSI 冷冻保存精子，以防万一。

术后精子计数 / 活动率不理想的管理

　　复通术后精子数量减少或精子参数下降时，常常出现以下两种情况。一种情况是复通术后经过几次实验室检测，精液分析仍然显示无精子症、精子浓度低或活动率差。另一种情况是精子数量正常了一段时间，但在随后的精液分析随访

© Springer Nature Switzerland AG 2019
S. H. F. Marks, *Vasectomy Reversal*,
https://doi.org/10.1007/978-3-030-00455-2_12

中，精子浓度和（或）活动率显著下降，甚至变成无精子症。持续存在较低的精子计数或精子参数进行性下降表明您做了正确的手术操作，同时需要考虑要么存在明显的炎症，要么精子的生成受到了抑制。不管出现哪种情况，我们都希望尽快干预，我们会假设存在过度的炎症反应并给予男性患者一系列抗炎药物治疗，比如单独给予非甾体抗炎药或者联合应用逐渐减量的泼尼松或甲泼尼龙的治疗[4]。大多数情况下，如果精子计数过低是由吻合口炎症导致的，那么它们通常会在随后的 1～2 次精液分析中看到精子计数的增加。在复通术前和（或）术后，我们也与男性患者讨论如何确定精子发生受到抑制的各种情况。有时候，男性患者承认重新开始了睾酮治疗，复通术后出现过高热或疾病，或者开始新的药物及生活方式行为等，这些因素都可能是无精子症或精子计数过低的原因。有一些男性患者术中的输精管液内存有大量活动精子，VV 吻合术也很顺利，但在首次和随后的精液分析中仍然显示无精子症，这表明术后快速形成了炎症梗阻和瘢痕。如果输精管吻合术后仍然持续性地提示无精子症与术中模棱两可的输精管液的结果相一致的话，则有可能术中应进行 VE，却执行了错误的 VV。即便如此，我们仍然会尝试找出任何可导致梗阻的原因并进行相应的处理。

VV 和 VE 复通失败

复通失败对于医生和复通男性患者来说含义并不相同。

对于复通外科医生来说，成功的复通意味着在精道复通术后，男性患者的精液中获得了足够多的活动精子。毕竟这是最终的目标。与人工辅助生殖（IVF）不同，不以孩子出生作为终点。失败的复通意味着医生执行的吻合术无法使得精子通过或通过的精子数量不足。我们知道，即使这对夫妇并没有受孕，但男性患者通过手术获得了良好的精子数量和精子活动率，复通仍然被认为是成功的。令人沮丧的是，在男性患者获得了满意的精液参数之后，随着时间推移，吻合口瘢痕的形成导致精子数量很少甚至无精子症。而更可悲的是，很多时候是由于男性患者的依从性差，不愿完成后续的精液分析或拒绝服用处方药而导致精子数量的下降。一般认为，双侧 VV 术后 6 个月仍无法在射出的精液中找到任何精子，判定为 VV 吻合复通失败。双侧 VE 后，如果 18 个月内仍未在射出的精液中见到精子，则宣布复通失败。当然，我们也已经遇到了许多病例在双侧 VE 18～36个月之后，精道开放并拥有良好的精子数量[5-8]。

对于男性患者来说，即使男性患者术后精子参数达到并保持正常的水平，但若他们的伴侣没有妊娠，他们仍然会要求医生解释为什么复通"不成功"。即使医生解释了从技术上手术已经使其精液恢复了良好的精子数量和精子活动率，并且使伴侣受孕和妊娠是一个男女双方多因素驱动的事件，他们仍然不由自主地感到悲伤、沮丧和失望。因此，定期的、开放式沟通和持续的男性患者教育在确保男性患者及其伴侣有适度期望方面发挥重要的作用。如果他们有任何问题或疑虑，我们的男科医生、护士都会积极参与并帮助他们。如果这对夫妇已经尝试了一段时间自然受孕，并且男性的精子数量很好，那么我们会将他们转诊给生殖内分泌专家，以确保女性伴侣可以受孕。

复通失败可能的原因

除了不正确的术中决策或显微外科手术技术的匮乏，VV 或 VE 失败可能包括以下原因。

（1）未检测到腹侧输精管端的梗阻。

（2）未能识别和避开附睾梗阻，本应执行 VE 时，执行了 VV。

（3）缝合过于松散，精子泄漏导致炎症和瘢痕。

（4）缝合过于紧密，导致组织缺血、炎症和瘢痕形成。

（5）过度烧灼或双极电凝导致输精管损伤。

（6）显微缝针的创伤性操作。

（7）选择了不正确的显微缝针或缝线。

（8）血液供应不足导致组织缺血，可能伴随输精管和（或）睾丸萎缩。

（9）术中止血不彻底，导致输精管周围或吻合口周围出血。

（10）附睾小管选择不正确，附睾小管上游仍存在梗阻。

（11）未能在术后识别和治疗吻合口炎症或吻合口狭窄形成的迹象。

（12）即使使用最先进的技术和正确的决策并执行了完美的复通，男性患者对手术创伤和其自身体质对愈合的反应也会导致无法控制的复通术后的瘢痕形成，最终导致复通失败。有时候，我们甚至在第一次精液分析之前就已经发觉了梗阻。而大多数情况下，在术后数月之后，吻合口瘢痕和梗阻通常快速或缓慢地出现。

当男性患者的精子参数显著下降或已出现无精子症时，您应该首先考虑的因素包括：男性患者公开的及隐私的生活方式的选择、未知的或新发疾病、常规及非法药物或补充剂，尤其是睾酮激素替代品的使用等。可悲的是，我们经常遇到许多男性患者，他们始终不承认一直持续地应用睾酮激素治疗或在复通后的某个时刻重新开始使用睾酮激素。如果有相关的疑虑，那么检查激素水平是合理的。此外，有些男性可能会在医生不知情的情况下开始服用其他医生开出的促性腺激素药物甚至非处方补充剂。重要的是要求男性患者告知医生在复通术后出现的任何健康问题或准备服用的新药物。很多时候，复通男性患者的内科医生自身也不知道他们开出的许多药物可能会影响精子的产生。当然，一个显著的全身性或发热性疾病也会影响精子参数，所以，也不能总是将不理想的结果归因于吻合口的炎症。

预防吻合口瘢痕形成

无论是进行显微外科精道复通还是任何其他手术，要求复通后的瘢痕和梗阻最小化的技术标准是统一的。这些标准包括：注重细节的手术技术；最大限度地减少对脆弱组织的损害和操作；防止组织干燥；定期冲洗以消除碎屑和血凝块；恰当地放置显微缝针及缝线打结技术；避免过度烧灼或双极过度电凝输精管和附睾；术后密切监测连续的精液分析。如前所述，如果复通时遇到过度瘢痕或输精管周围炎症，如精子肉芽肿，那么在复通术后我们经常给予男性患者一系列甾体或非甾体抗炎药物。

―――――――――――――― 参考文献 ――――――――――――――

[1] Perkins A, Marks MB, Burrows PJ, Marks SF. Sperm kinetics following vasectomy reversal. American Society of Andrology, 37th Annual Meeting, Tucson, Arizona. April 21－24, 2012.

[2] Yang G, Walsh TJ, Shefi S, Turek PJ. The kinetics of the return of motile sperm to the ejaculate after vasectomy reversal. J Urol. 2007; 177(6): 2272－6.

[3] Matthews GJ, Schlegel PN, Goldstein M. Patency following microsurgical vasoepididymostomy and vasovasostomy: temporal considerations. J Urol. 1995; 154: 2070－3.

[4] Perkins A, Marks MB, Burrows PJ, Marks SF. Anti-inflammatory treatment for asthenozoospermia following microsurgical vasectomy reversal. Poster at the American Society of Andrology, 38th Annual Meeting, San Antonio, Texas. April 13－17, 2013.

[5] Royle MG, Hendry WF. Why does vasectomy reversal fail? Br J Urol. 1985; 57(6): 780－3.

[6] Schiff J, Chan P, Li PS, Finkelberg S, Goldstein M. Outcome and late failures compared in 4 techniques of microsurgical vasoepididymostomy in 153 consecutive men. J Urol. 2005; 174: 651－5.

[7] Carbone DJ Jr, Shah A, Thomas AJ Jr, Agarwal A. Partial obstruction, not antisperm antibodies, causing infertility after vasovasostomy. J Urol. 1998; 159: 827－30.

[8] Silber SJ. Epididymal extravasation following vasectomy as a cause for failure of vasectomy reversal. Fertil Steril. 1979; 31: 309－15.

第十三章
再次"挽救性"精道复通

Redo "Salvage" Vasectomy Reversal

再次实施精道复通

  无论是在术中决策上，还是在技术层面上，再次施行精道复通术都具有特殊的难度和局限性，对于那些能充分理解这一点的少数男性患者来说，当其首次复通失败后，可以尝试再次为其执行"挽救性"精道复通术。由技术熟练且经验丰富的医生再次执行的复通，成功率非常高[1-5]。如果在无精之前精液中曾出现精子，则再次复通成功的可能性更大。值得注意的是，这种迟发性的梗阻通常与术后吻合口狭窄相关，并不是首次手术的操作流程错误所致[6]。当然，任何施行过再次复通术的医生都会告诉您，再次"挽救性"精道复通本身更具挑战且耗时。虽然在我们中心里，大部分接受再次复通的男性患者都来自其他中心，但有时候，我们也必须对自己的首次失败的病例进行再次复通尝试。在此类手术中，您几乎总是会遇到输精管周围，甚至是睾丸周围显著密集的瘢痕。我们经常发现正常的组织层面完全消失，尤其发生在那些复通后出血、感染或首次 VE 复通失败的男性患者身上。正如多年前 Harris Nagler 博士提醒笔者的那样，"再次复通绝非易事"。并且，男性患者术后的无精子症可能还有其他的原因，例如，因睾酮治疗导致精子发生抑制，因此搞清楚男性患者是否存在这些问题非常关键。如果有任何问题或疑虑，在再次复通之前，检测一组激素水平是合理的。对于假定失败的首次复通，如果不能确定是否存在其他病因，通常可以检查 FSH、LH、睾酮和雌二醇，并将其作为基线。

再次复通的成功率

  尝试为其他中心复通失败的男性患者再次复通是所有繁忙的复通专家工作的一部分。对我们中心数百次再次复通结果进行回顾性分析，结果表明：99% 的男

© Springer Nature Switzerland AG 2019

S. H. F. Marks, *Vasectomy Reversal*,

https://doi.org/10.1007/978-3-030-00455-2_13

性患者可以取得成功。几乎达到了首次复通的成功率[7]。许多学者认为，对于挑选过的男性患者而言，再次复通仍然比直接转移至 IVF 并使用 ICSI 更具效价比[8]。当然，再次复通很大程度上取决于医生自身的经验、男性患者 / 伴侣的个体差异，以及他们是否优先选择再次手术[9]。当我们向可以尝试再次复通的男性患者提供这个建议时，我们非常清楚，导致上次手术失败的因素仍然可能发挥作用，因此，我们需与男性患者讨论再次复通术后如何采取措施，减轻可能导致失败的任何过度的炎症反应或瘢痕形成。

　　讨论的内容还包括：男性患者可以生育子代的其他各种选择、成本、风险和受孕时间。诸多男性患者已经与其高龄的伴侣尝试了首次复通，复通的失败本身延迟了伴侣受孕的时间表，如果现在他们考虑接受再次复通术，术前谈话包含上述内容极具价值。我们还强调复通术后定期且密切的监测精液分析的重要性，如果术后确实出现了梗阻的提示，我们可以采取措施，包括积极的抗炎药物等。

既往手术记录的价值

　　首次复通的手术记录的价值在于，帮助医生识别任何可能存在的挑战或困境，并且提供有助于再次复通的信息。理想状态下，首次复通的手术记录应包括输精管缺损和修复位置、解剖学特征及缺损长度等信息。手术记录还应描述：精子肉芽肿是否存在，其数量和大小，是否将其切除或保留，肉眼和显微镜下输精管液的分析结果，使用的显微缝线的类型和吻合方法，术中的挑战及并发症等。遗憾的是，像这样理想的手术记录很少见。在执行再次复通术时，我们的理念是：既承认其他中心的手术记录的准确性，又假设其提供的信息可能有误，可能是由于转述或听写错误，或者套用了标准化的模板，混淆甚至故意为已实施的 VV 辩护，即事实上术中输精管液内没有发现精子，理应执行 VE 等。

　　多年来执行了数百次再次复通术的过程中，我们发现其他中心的手术记录中始终存在许多漏洞。现如今，许多医生都使用简略的单页手术记录模板，每次复通的记录基本上都是相同的，只需在记录上填写一些"需要填写的空白"。这些通用的手术记录模板通常缺乏任何具体信息或相关细节。我们的实践表明：既往手术记录所提供的有限信息通常不能反映我们在再次复通时发现的实际情况。在对我们中心 222 次再次复通的回顾研究中，我们根据首次复通手术记录中的手术时间及描述的内容，将既往输精管液的分析结果与二次复通时的结果进行了比较。数据表明：1/3 男性患者的手术记录并没有准确描述输精管液的分析结果，进而在一侧或双侧上采取了错误的吻合方式[10]。再次复通需面对以下困境，书面手术记录的真实性依赖于外科医生诚实地描述他们是否真正地在显微镜下分析过输精管液，如果他们之前确实检查过输精管液，那么应该在记录中如实地描述是否发现了精子，并据此执行了 VV 或者 VE。曾经有男性患者告诉我们，医生在首次复通术后解释说"输精管液内没有发现精子，也许应该考虑执行 VE"，但是医生仍为男性患者执行了 VV，并且手术记录上描述的是"输精管液内发现精子"。考虑到上述这些情况，我们根据再次复通术中输精管液的分析结果来决定手术方式，而不是依据其他中心的手术记录中描述的首次输精管液的分析结果。

再次复通术前的医疗管理

由于再次复通可能会增加瘢痕形成，以及可能意外地损害非常脆弱的输精管的血供，因此，需要向预期的男性患者强调再次复通术相关的手术风险，如出血和萎缩，尽管非常罕见，但发生的概率要高于首次复通。如果我们假设首次复通在技术上并无缺陷，但输精管内过度的炎症反应导致了输精管的阻塞，那么，我们会对男性患者预防性地应用短程泼尼松，并希望再次复通后，这些类固醇药物可以阻止所有过激的炎症反应。这些类固醇药物需要在术后持续应用，剂量及持续时间取决于术中结果、男性患者的健康状况及其耐受性。

再次复通面临的问题和挑战

再次复通时，在输精管周围组织中通常会存在相当致密的血管瘢痕。瘢痕可局限于 VV 或 VE 吻合口的周围，抑或沿着精索延伸至远处，额外增加了暴露先前复通部位的难度。很多时候，您仅能在先前已被切短几厘米的输精管上发现闭锁瘢痕化的输精管残段并存在较长的输精管缺损。有时，您可能会遇到鞘膜已经消失或者紧密黏附于睾丸及附睾上，而睾丸则被厚厚的增生性瘢痕包裹，从而使得暴露睾丸和附睾小管的过程成为一项耗时的挑战。

再次复通术后精液分析的依从性

我们鼓励定期且频繁地监测分析精液，密切关注精子数量。细致检查男性患者的结果可使我们及时发现精子计数的减少，提示管腔内存在过度炎症，从而有机会在窗口期开始药物干预，并且有希望保持吻合口的开放。

大多数学者自然地认为再次复通术后的男性患者会更主动地密切监测精液分析。但是，我们发现，再次复通后的男性患者对精液分析的依从性仅比首次复通时稍好一些。令我们惊讶的是，再次接受复通的男性患者术后仍没有较为频繁地检测和分析精液。许多再次复通的男性患者，虽然很清楚这样做会对结果和成功率产生负面影响，但仍然不主动按照指示完成术后的精液分析。我们在复通术之前和之后，通过电话咨询、工作人员口头指导及书面出院材料等方式强调复通后精液分析对取得最佳疗效的重要性。遗憾的是，许多男性患者仍然以测试不方便、令人尴尬、很忙或者只是忘记了等借口来拒绝术后的精液分析。

关于复通术后需多次精液分析的问题，医生要求与男性患者意愿之间存在矛盾。频繁的精液分析将提供有价值的信息，如果精子计数减少，可以应用抗炎药物实时干预。然而，如果要求男性患者经常接受精液分析，它们往往会在一两次检测后变得不堪重负或者迫于压力停止检测。如果您安排的测试间隔过长，那么可能会错失扭转早期炎症性梗阻的治疗窗口期。我们始终坚持要求男性患者每4周完成一次精液分析，直到其精液参数稳定，并且稳定的时期要远远超过首次复通到再次梗阻的时间间隔。

参考文献

[1] Matthews GJ, McGee KE, Goldstein M. Microsurgical reconstruction following failed vasectomy reversal. J Urol. 1997; 157: 844-6.

[2] Hollingsworth MR, Sandlow JI, Schrepferman CG, Brannigan RE, Kolettis PN. Repeat vasectomy reversal yields high success rates. Fertil Steril. 2007; 88(1): 217-9.

[3] Pasqualotto FF, Agarwal A, Srivastava M, Nelson DR, Thomas AJ. Fertility outcome after repeat vasoepididymostomy. J Urol. 1999; 162(5): 1626-8.

[4] Fox M. Failed vasectomy reversal: is a further attempt using microsurgery worthwhile? BJU Int. 2000; 86: 474-8.

[5] Park DW, Kim SW, Paik JS. Microsurgical vasovasostomy following failed vasovasostomy. Korean J Urol. 2001; 42: 247-53.

[6] Paick J-S, Park JY, Park DW, Park K, Son H, Kim SW. Microsurgical vasovasostomy after failed vasovasostomy. J Urol. 2003; 169(3): 1052-5.

[7] Hernandez J, Sabanegh ES. Repeat vasectomy reversal after initial failure: overall results and predictors for success. J Urol. 1999; 161: 1153-6.

[8] Donovan JF Jr, DiBaise M, Sparks AE, Kessler J, Sandlow JI. Comparison of microscopic epididymal sperm aspiration and intracytoplasmic sperm injection/in-vitro fertilization with repeat microscopic reconstruction following vasectomy: is second attempt vas reversal worth the effort. Hum Reprod. 1998; 13(2): 387-93.

[9] Kim SW, Ku JH, Park K, Son H, Paick J-S. A different female partner does not affect the success of second vasectomy reversal. J Androl. 2005; 26(1): 48-52.

[10] Murphy R, Perkins A, Marks MB, Burrows PJ, Marks SF. Post vasectomy reversal semen analysis compliancy. Androl. 2012; 33(Suppl 2): 42.

第十四章
精道复通理念的过去和未来

Past and Future Reversal Ideas

当一位年轻富有朝气的泌尿外科医生正在谈论有关精道复通的新想法和进展时，坐在笔者旁边的一位非常资深的专家俯身说："历史即是不断的重复。我以前见过类似的情景，最初，新方法会起作用，每个人都会兴奋起来，随着时间的推移，它并不能使得每个人都满意，随后，它会被搁浅并遗忘，直到在很久以后，它再一次走上舞台。"

当然，仅仅因为一个想法在之前没有奏效，并不意味着这个想法永远都不会起作用。之前失败的方法可能会在未来改进并作为一种新的方法回归，从过去的失败中学习创造或改进一种新的技术，进而推动精道复通技术的进步或者将成功率达到一个新的高度。正如那句老话所说——"历久而弥新"。本章将简要介绍一些过去试图改善精道复通但未被采用的尝试，如激光辅助精道复通、胶水辅助输精管吻合术（VV）及腔内支架等。同时介绍一下未来复通理念的进展，包括机器人辅助精道复通、人工智能和远程复通。

激光辅助精道复通

在 20 世纪 80 年代和 90 年代初期，人们对使用激光进行 VV 的想法产生了浓厚的兴趣。寄希望于使用 CO_2 或 Nd：YAG 激光进行"点焊"，进而大大简化技术上具有挑战性的复通，并且耗时更少。虽然已经测试了白蛋白作为焊料的变化情况[6]，并且早期的动物数据鼓舞人心，但是，显然输精管横截面上蛋白质的融合凝固导致了显著的炎症反应。因其结果达不到手工缝合显微外科复通的黄金标准，激光辅助复通的想法被遗弃[1-5]。

胶水辅助 VV

与使用激光的想法一样，在 VV 中使用纤维蛋白胶的目的是简化复通技术并

© Springer Nature Switzerland AG 2019
S. H. F. Marks, *Vasectomy Reversal*,
https://doi.org/10.1007/978-3-030-00455-2_14

缩短手术时间。纤维蛋白胶需要结合改良单层 VV 技术一起使用，使用 9-0 尼龙缝线手工放置内层缝线，外层肌层用胶水黏附[7-9]。近期一项使用纤维蛋白胶的研究表明：胶水的使用确实将手术时间从 120 min 减少到了 90 min。但胶水辅助 VV 达到的 90% 的成功率仍然低于经验丰富的医生执行的多层显微缝合技术所达到的 99.5% 的成功率[10]。

腔内支架

已经研发出两种用于 VV 的通用型腔内支架，其目的是使 VV 更快、更容易地执行，并且保持输精管管腔的通畅性。第一种方法是在吻合处使用固体支架，如缝线，以简化腔内微缝线的放置。其目的是使吻合口部位围绕管腔内支架愈合，并且还防止意外缝合输精管管腔的后壁进而阻塞管腔。第二种方法是使用中空支架，精子可通过支架的连接处进入腹侧输精管，同时使得吻合口愈合更迅速，复通的技术难度更低[11-18]。

至今仍未使用支架的原因有很多。首先，对于经验丰富的医生来说，在高放大倍率的显微镜下直视放置显微缝针与缝线，无意中缝到管腔后壁的概率极低。其次，支架复通的成功率并不高于非支架的复通。虽然临时固体支架可能使得放置黏膜缝线变得更容易，但如果将支架留在原位，它必须要从输精管腔内穿出并对腹腔输精管造成损伤[19]。如果在短时间内将其移除，它将成为另一种炎症的根源，同时又导致黏膜瘢痕及潜在的梗阻。在动物模型中，由诸如铬缝线或聚乙醇酸之类的材料制成的可吸收留置支架显示，支架刺激增加了腔内炎症。不可变形的中空支架面临的一大难题是：输精管交织的肌肉层和其内腔并不是一根静态管道，而是具有肌肉泵功能的输送精子的管道。输精管收缩蠕动推动精子通过输精管进入前列腺腔，同时输精管管腔也存在收缩和扩张。由于输精管具有这些生理功能，没有或仅具有最小收缩和扩张能力的支架除增加炎症反应之外，还会干扰到输精管的功能[11-19]。

未来精道复通的理念、进展和问题

最根本的问题是：目标是什么——寻找更快、更便宜、更容易的方式且获得更好的复通结局？代价是什么？抑或是为每位复通男性患者提供机会使之获得最佳的成功率，以便他们实现梦想？在研究显微外科手术和精道复通的新进展时，有几个统一的理念可以推动创新。首先，所有外科医生都为了共同的目标，那就是让复通男性患者更好，并为其提供更高的成功率。其次，抱有改进技术以更快地执行手术并因此减少手术时间的愿望，这要求外科医生用更少的资源做更多事情并降低系统和患者的成本。改进还体现在技术层面上，简化任何具有技术挑战性的操作，使技能更容易保持和完善，学习曲线更短。更为重要的是，要牢记：

在我们热衷于为男性患者提供更新、更快或更便宜的复通过程中，我们必须小心，不能仅仅为了使复通更便宜、更容易执行或更快捷而降低医疗标准抑或手术成功率。当我们可以实现 99.5% 的复通率时，为什么满足于 80% 或 90% 的复通率呢[20]？笔者无法想象任何人可以容忍心脏、神经外科或者关节置换外科的医生，仅仅为了手术更快或成本更低，就为其患者采用成功率更低的术式。显微外科领域的进步应该是，在至少保持现有的医疗质量和治疗结局的基础上发展新技术，并且提高成功率。

对于任何精道复通外科医生来说，当为男性患者执行精道复通时，其未来的生活、人际关系及婚姻都会受到影响，了解到这一点是非常重要的。很明显，仅仅设定达到"好"的结果，事实上是不可接受的。然而，寻找使复通更快、更容易或更便宜的方法，同时适当牺牲手术成功率似乎是许多外科手术共同的话题。应该向所有泌尿外科医生传递这样的理念：如果医生不能施行，或者不能以得到最高复通率的手术方式来施行精道复通，那么，将其推荐给可以提供更高医疗水平的专家，才符合"患者利益至上"的原则。

复通训练问题

许多专职泌尿外科医生、泌尿外科住院医生，甚至一些奖学金计划都意识到，他们没有或者未提供足够的观察和实践精道复通的显微外科经验。2018 年 AUA 的一张海报指出：多数泌尿外科住院医生培训中并不包含显微外科培训[21]。在我们中心，我们看到越来越多的私人诊所和学术型泌尿外科医生开始关注精道复通，有些部门将他们的男科医生送到我们这里，以便获得更多执行 VV 和 VE 的经验。泌尿外科住院医生和正式的研究生培训课程中显微外科培训非常有限，学会的会议中开办了一些显微外科培训课程，例如，目前由 Peter Chan 医生和 Mark Sigman 主持的 ASRM 年会上的课程。除此之外，Philp S. Li 教授在纽约康奈尔大学的培训课程是目前唯一正式的显微外科培训课程。

机器人辅助精道复通

机器人辅助精道复通是一个相对较新的想法，并且似乎正在得到了一些支持。在一些医疗中心，机器人辅助精道复通已成为主流。随着未来更小、更便宜的机器人出现，以及使用具有先进触觉的人工智能（AI）辅助机器人学习并直观地协助缝合，机器人可能在未来的教学和复通领域占有一席之地[22]。

显然，使用机器人是盆腔或腹股沟输精管切除术后腹腔镜下精道复通的一个较好的选择。然而，与良好执行的标准复通相比，许多专家仍然不确定在大多数患者中使用机器人的优势。即使是机器人专家也会告诉您，使用机器人不会让一个经验较少的外科医生成为一名优秀的外科医生，也不会让一个好的外科医生变得更优秀。机器人为泌尿外科医生提供了一种盆腔内复通精道的医疗工具。除此之外，机器人另一个优点是消除了外科医生固有的或尚未察觉的生理性震颤。

机器人的其他优点包括：改进的多角度放大可视化视角与可选择的附加铰接器械臂，从而不需要熟练的第一助手的辅助。目前，在偶然执行"复通"的医生与长期熟练执行精道复通的医生之间，在使用机器人辅助精道复通是否增加购置和使用成本的问题上存在争议。拥有机器人并不一定能证明其使用的合理性[23-34]。

远程手术

未来利用机器人技术可能会允许医生在远程站点完成操作，解决了专家的时空限制。早期使用机器人的实际应用包括外科医生在远离伤员的基地或医院内执行远程手术。未来也可能准许医生应用机器人平台舒适地为全世界的复通男性患者进行最先进的显微手术。

更好地预测成功

随着更多地了解到生活的哪些方面会影响健康和生育能力，我们就可以更好地预测哪些男性患者将从精道复通中获益。这些讯息也可以帮助我们在复通之前为其做好准备并提供更好的术后护理。这包括了解环境、职业暴露的影响，以及可能影响术中决策和结局的个人遗传信息。Jason Hedges 博士最近发表的一篇报道，同时在与 Keith Jarvi 博士的交流中也提及：分析输精管液的蛋白质谱可以更好地区别哪些精道是通畅的，哪些存在附睾深部梗阻。未来有许多全新且激动人心的构想，可以帮助输精管结扎术后的男性实现他们拥有亲生子代的梦想[35]。

―――――――――――――― 参考文献 ――――――――――――――

[1] Lynne CM, Carter M, Morris J, Dew D, Thomsen S, Thomsen C. Laser-assisted vas anastomosis: a preliminary report. Lasers Surg Med. 1983; 3(3): 261-3.

[2] Rosemberg SK, Elson L, Nathan LE Jr. Carbon dioxide laser microsurgical vasovasostomy. Urology. 1985; 25(1): 53-6.

[3] Weiner P, Finkelstein L, Greene CH, DeBias DA. Efficacy of the neodymium: YAG laser in vasovasostomy: a preliminary communication. Lasers Surg Med. 1987; 6(6): 536-7.

[4] Gilbert PT, Beckert R. Laser-assisted vasovasostomy. Lasers Surg Med. 1989; 9(1): 42-4.

[5] Alefelder J, Philipp J, Engelmann UH, Senge T. Stented laser-welded vasovasostomy in the rat: comparison of Nd: YAG and CO_2 lasers. J Reconstr Microsurg. 1991; 7(4): 317-20. discussion 321-2.

[6] Trickett RI, Wang D, Maitz P, Lanzetta M, Owen ER. Laser welding of vas deferens in rodents: initial experience with fluid solders. Microsurgery. 1998; 18(7): 414-8.

[7] Ho KL, Witte MN, Bird ET, Hakim S. Fibrin glue assisted 3-suture vasovasostomy. J Urol. 2005; 174(4 Pt 1): 1360-3. discussion 1363.

[8] Busato WF Jr, Marquetti AM, Rocha LC. Comparison of vasovasostomy with conventional microsurgical suture and fibrin adhesive in rats. Int Braz J Urol. 2007; 33(6): 829-36.

[9] Bot GM, Bot KG, Ogunranti JO, Onah JA, Sule AZ, Hassan I, Dung ED. The use of cyanoacrylate in surgical anastomosis: an alternative to microsurgery. J Surg Tech Case Rep. 2010; 2(1): 44-8.

[10] Machen, G, Kleinguetl C, Chen W, Bird E. Vasectomy reversal utilizing fibrin glue reinforcement: one

institution's experience. American Society of Andrology and European Academy of Andrology. Andrology, 2018, Supplement, 91. Poster 111.

[11] Urry RL, Thompson J, Cockett AT. Vasectomy and vasovasostomy. II. A comparison of two methods of vasovasostomy: silastic versus chromic stents. Fertil Steril. 1976; 27(8): 945−50.

[12] Flam TA, Roth RA, Silverman ML, Gagne RG. Experimental study of hollow, absorbable polyglycolic acid tube as stent for vasovasostomy. Urology. 1989; 33(6): 490−4.

[13] Berger RE, Jessen JW, Patton DL, Bardin ED, Burns MW, Chapman WH. Studies of polyglycolic acid hollow self-retaining vasal stent in vasovasostomy. Fertil Steril. 1989; 51(3): 504−8.

[14] Rothman I, Berger RE, Cummings P, Jessen J, Muller CH, Chapman W. Randomized clinical trial of an absorbable stent for vasectomy reversal. J Urol. 1997; 157(5): 1697−700.

[15] Vrijhof EJ, de Bruïne A, Lycklama à Nijeholt AA, Koole LH. A polymeric mini-stent designed to facilitate the vasectomy reversal operation. A rabbit model study. Biomaterials. 2004; 25(4): 729−34.

[16] Vrijhof EJ, de Bruine A, Zwinderman A, Lycklama à Nijeholt AA, Koole L. New nonabsorbable stent versus a microsurgical procedure for vasectomy reversal: evaluating tissue reactions at the anastomosis in rabbits. Fertil Steril. 2005; 84(3): 743−8.

[17] Safarinejad MR, Lashkari MH, Asgari SA, Farshi A, Babaei AR. Comparison of macroscopic one-layer over number 1 nylon suture vasovasostomy with the standard two-layer microsurgical procedure. Hum Fertil (Camb). 2013; 16(3): 194−9.

[18] Jeon JC, Kwon T, Park S, Park S, Cheon SH, Moon KH. Loupe-assisted Vasovasostomy using a prolene stent: a simpler vasectomy reversal technique. World J Mens Health. 2017; 35(2): 115−9.

[19] Shessel FS, Lynne CM, Politano VA. Use of exteriorized stents in vasovasostomy. Urology. 1981; 17(2): 163−5.

[20] Nyame YA, Babbar P, Almassi N, Polackwich AS, Sabanegh E. Comparative cost-effectiveness analysis of modified 1-layer versus formal 2-layer vasovasostomy technique. J Urol. 2016; 195: 434−8.

[21] Ghayda RA, Bakare T, OHlander S, Pagani R, Niederberger C. Andrology/male infertility subspecialty exposure during U.S. based urology residency training. Poster presented at American Urological Association Annual meeting. San Francisco, California 18 May 2018.

[22] Chang KD, Raheem AA, Rha KH. Novel robotic systems and future directions. Indian J Urol. 2018; 34(2): 110−4.

[23] Nagler HM, Belletete BA, Gerber E, et al. Laparoscopic retrieval of retroperitoneal vas deferens in vasovasostomy for postinguinal herniorrhaphy obstructive azoospermia. Fertil Steril. 2005; 83: 1842.

[24] Matsuda T, Muguruma K, Hiura Y, et al. Seminal tract obstruction cause by childhood inguinal herniorrhaphy: results of microsurgical reanastomosis. J Urol. 1998; 159: 837−40.

[25] Pasqualotto FF, Pasqualotto EB, Agarwal A, et al. Results of microsurgical anastomosis in men with seminal tract obstruction due to inguinal herniorrhaphy. Rev Hosp Clin Fac Med Sao Paulo. 2003; 58: 305−9.

[26] Kramer WC, Meacham RB. Vasal reconstruction above the internal inguinal ring: what are the options? J Androl. 2006; 27: 481−2.

[27] Buch JP, Woods T. Retroperitoneal mobilization of the vas deferens in the complex vasovasostomy. Fertil Steril. 1990; 54: 931−3.

[28] Kim A, Shin D, Martin TV, et al. Laparoscopic mobilization of the retroperitoneal vas deferens for microscopic inguinal vasovasostomy. J Urol. 2004; 172: 1948−9.

[29] Etafy M, Gudeloglu A, Brahmbhatt JV, Parekattil SJ. Review of the role of robotic surgery in male infertility. Arab J Urol. 2017; 16(1): 148−56.

[30] Lotan Y. Is robotic surgery cost-effective: no. Curr Opin Urol. 2012; 22(1): 66−9.

[31] Liberman D, Trinh QD, Jeldres C, Zorn KC. Is robotic surgery cost-effective: yes. Curr Opin Urol. 2012; 22(1): 61−5.

[32] Parekattil SJ, Gudeloglu A, Brahmbhatt J, Wharton J, Priola KB. Robotic assisted versus pure microsurgical vasectomy reversal: technique and prospective database control trial. J Reconstr Microsurg. 2012; 28(7): 435−44.

[33] Kavoussi PK. Commentary on "validation of robot-assisted vasectomy reversal". Asian J Androl. 2015; 17(2): 333.

[34] Sangkum P, Yafi FA, Hellstrom WJG. Commentary on "validation of robot-assisted vasectomy reversal". Asian J Androl. 2015; 17(2): 332.

[35] Saitz T, Acevedo AM, Bash J, Cunliffe J, Kilmek J, Ostrowksi K, Fuchs E, David L, Hedges, J. Vasal protein profile and microscopic sperm presence at time of vasectomy reversal. Poster presented at American Urological Association Annual meeting. San Francisco, California 18 May 2018.

附录 1
仪器和显微缝线
Instruments and Microsutures

鉴于许多医生询问显微器械和缝线等问题，本附录罗列了本书中描述的部分显微缝线、常规器械、显微器械及一次性耗材。经过一段时间的实践，才会了解哪种器械和缝线最为适合。由于执业地点及机构或设施的限制，可能并无法使用下列中的某些项目。

显微外科器械

最适合外科医生的器械因人而异。最好的办法是尝试使用不同的器械之后挑选出适合自己的器械。对于关键仪器而言，拥有备用仪器是很明智的，以防唯一的某种器械折断或损坏（即"二是一，一是无"的理念）。在实践中，确保接触这些器械的人员花时间将显微器械与其他器械区分，并且单独清洗和消毒这些精密的显微外科器械，以防意外地损坏其尖端（附图 1.1）。

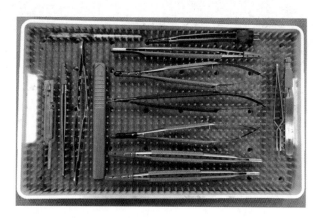

附图 1.1 显微器械及其托盘（照片来源：Sheldon Marks）

© Springer Nature Switzerland AG 2019

S. H. F. Marks, *Vasectomy Reversal*,

https://doi.org/10.1007/978-3-030-00455-2

预先定制显微器械托盘

ASSI 创建了一个基本的"必要器械"托盘（附图 1.2）、一个中级托盘（附图 1.3）和一个更高级的托盘，其中包含大多数显微器械（附图 1.4）。

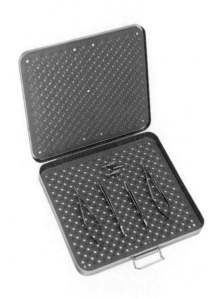

附图 1.2　基本的显微器械套件（ASSI.GVAS1）（照片来源：Accurate Surgical and Scientific Instruments, Corp.［ASSI］）

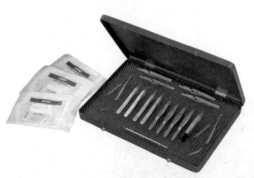

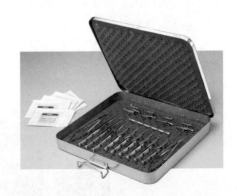

附图 1.3　中间的显微型器械套件，仅带有直的而不是成角度的输精管切割钳（ASSI.LVAS1）（照片来源：Accurate Surgical and Scientific Instruments, Corp.［ASSI］）

附图 1.4　高级（豪华）显微仪器托盘，仅带有直的而不是成角度的输精管切割钳（ASSI. GVAS2）（照片来源：Accurate Surgical and Scientific Instruments, Corp.［ASSI］）

显微手术器械主要清单

以下是显微外科手术器械、常规外科手术器械，以及在 Mayo 支架上需要的其他物品的主要清单，用于输精管吻合术（VV）和输精管附睾吻合术（VE）（附图 1.5）。

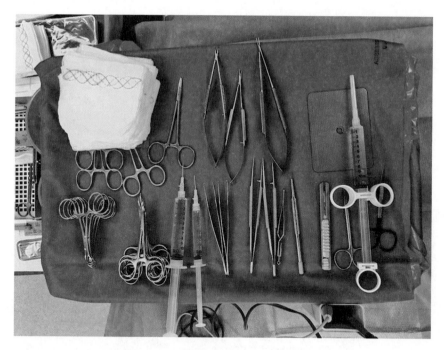

附图 1.5　具有显微器械和常规器械、局麻药和冲洗的 Mayo 托盘（照片来源：Sheldon Marks）

显微器械清单

显微镊、圆形手柄、带平台、直尖端（#2）（ASSI.227）（附图 1.6）。

显微持针器，13 cm，弯尖端，无锁定，圆形手柄，可用于带有 70 μm 和 100 μm 针的 10-0 和 9-0 缝线（ASSI B138）。

Castroviejo 持针器，弯尖端，无锁定，圆形手柄，用于 7-0 缝针。

Lipshultz 显微附睾组织剪，用于在附睾小管上切开外膜或形成附睾窗口（ASSI-SDC15RVL）。当这些剪刀变钝或尖端弯曲时，可以对其进行修理并用作显微线剪（附图 1.7）。

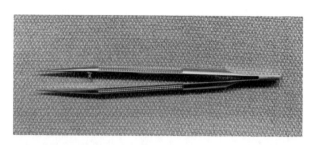

附图 1.6　带平台的显微镊子（ASSI.227）（照片来源：Accurate Surgical and Scientific Instruments, Corp.［ASSI］）

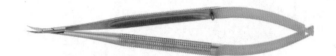

附图 1.7　Lipshultz 显微剪刀（ASSI-SDC15RVL）（照片来源：Accurate Surgical and Scientific Instruments, Corp.［ASSI］）

　　显微线剪，用于切割 9-0 和 10-0 缝线，比精密的显微附睾剪（ASSI.SAS15）更耐用。

　　显微双极，精细笔直尖端，尖端直径为 0.25 mm 的珠宝级双极镊子，带有贵金属不粘涂层（#2）（ASSI.BPNS11223）。

　　内径为 2.0 mm、2.5 mm 和 3.0 mm 的（ASSI-NHF 2.5、2.5.15、3.15）带角度的输精管切割钳（附图 1.8）。

　　直角输精管切割钳（3 种尺寸）（ASSI-NHF2.5、3.0 和 3.5）（附图 1.9）。

　　直型微刀片（CBS35）及 Denis 微刀片支架（BHS11）（附图 1.10）。

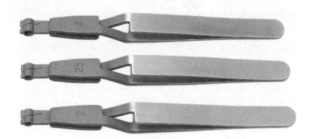

附图 1.8　Marks 带角度输精管切割钳（Marks Vas ASSI-NHF 2.5、2.5.15、3.15）（照片来源：Accurate Surgical and Scientific Instruments, Corp.［ASSI］）

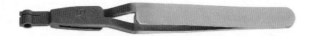

附图 1.9　直角输精管切割钳（ASSI-NHF2.5）（照片提供：Accurate Surgical and Scientific Instruments, Corp.［ASSI］）

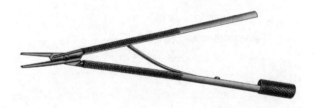

附图 1.10　微刀片支架（ASSI-BHS12）（照片来源：Accurate Surgical and Scientific Instruments, Corp.［ASSI］）

珠宝商级镊子 #5（#2）。

Bishop 带齿组织钳（#2）。

常规器械清单

虹膜剪刀（ASSI.A4502）、Supercut 精细虹膜弯剪刀（ASSI.ASIM 12-0003）、Adson 带齿组织钳（#2，ASSI.ATK26426）、婴儿弯嘴型蚊式止血钳（#8，ASSI 4943）、尖且弯曲的止血钳（Miltex 17-002）、Kelly 止血钳（#2）、Webster 持针器、银色圆头无齿持针器（ASSI.ATK 30509-13）、Allis 婴儿纸巾夹（15.24 cm，#2）（ASSI.AG 1227326）、Backhaus 毛巾夹（#8）（ASSI.49786）、Senn 牵开器（尖锐的或钝的，用于在回纳睾丸时提起皮肤）（#3，Miltex 11-80/11-81）、40 mL 医用量杯、安全手术刀刀柄（V. Muller SU 1403-001）、针状电极。

显微缝线和一次性用具

以下是进行 VV 和 VE 的显微缝针和其他产品。

输精管吻合术中内层黏膜：10-0 AA-2334 Sharpoint 6 英寸 /15 cm 黑色单股尼龙缝线，双臂均携带 M.E.T. 100 μm 95°/107° 双曲线针。

输精管附睾吻合术中黏膜层与附睾小管：10-0 AA-2492 Sharpoint 1 英寸 /2.5 cm 黑色单股尼龙缝线，双臂均携带 M.E.T. 70 μm 95°/107° 双曲线针。

肌层：9-0 AA-1825 Sharpoint 5 英寸 /13 cm 黑色单股尼龙缝线，携带 1/2 弧度 149°100 μm 输精管切割单针。

外层加固：7-0 1547G Ethilon 18 英寸 /45 cm 黑色单股尼龙缝线，携带 P-6 反向切割 1/4 弧度 8.0 mm 角单针。

皮层：4-0 G422N Sharpoint 27 英寸 /70 cm 合成可吸收 PolySyn 未染色编织涂层聚乙醇酸 DSM19 缝线，携带精密反向切割 3/8 弧度单针。

皮下层：5-0 Caprosyn SC5689G Covidien 18 英寸 /45 cm 未染色单股可吸收缝线，携带 P-13 3/8 弧度 13 mm 单角针。

仪器垫：2 mm × 8.25 cm × 8.25 cm 大小的塑料海绵（Fabco surgical products）。

皮肤标记笔：细尖的标记笔（Devon，KS 77642412）。

器械台和 Mayo 支架：器械台上放置 3 个碗，大碗用于盛放 100 mL 生理盐水或乳酸林格液，中碗用于盛放肝素化生理盐水，小碗用于盛放制备的溶液。玻璃药杯盛放局部麻醉剂（附图 1.11）。

Mayo 支架上放置的器械：一个 10 mL 充满乳酸林格液的大注射器，用于术中常规灌洗；两个装有肝素化盐水的小型 3 mL 注射器（一个用于右侧，另一个用于左侧），用于冲洗输精管和评估腹部通畅，均配备 24 号留置针头；一个携带 27 号 1.5 英寸针头的 10 mL 可控注射器用于局部麻醉剂的注射。

如果男性患者选择精子冻存服务，将抽吸输精管液或附睾液进行冷冻保存，

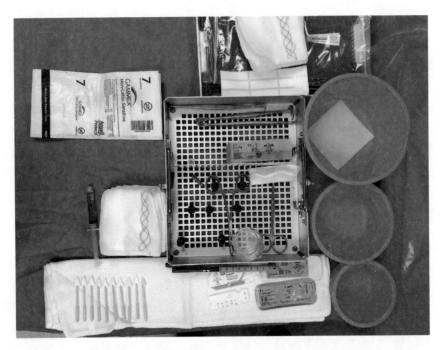

附图 1.11 器械台的准备（照片来源：Sheldon Marks）

抑或进行睾丸取精术（TESE），配备一个充有人输卵管液（HTF）的 TB 注射器，配有 24 号留置针头，以及充有 0.5 mL HTF 的无菌塑料试管。

所有注射器单独标记，并且手术台上、Mayo 支架和器械台上的所有药物和冲洗液均做好标记。

定制精道复通器械包需包括：所有的铺巾、纱布海绵、吸水海绵、碗、注射器和微点标记笔。

将器械垫（浸在 LR 溶液中）切成 3/4 和 1/4 两部分，用 3/4 的部分擦拭刀片和器械，然后将 1/4 的部分再切成两块，每块打两个孔用于固定输精管。

ASSI 或其他品牌的微型直刀片（切成两片，在使用第一面之后翻转使用，如有需要，使用另一半）。

两支皮肤标记笔——一个用于标记微点并用笔微尖端将黏膜染色，另一个普通尖端的笔用于染色拱起的附睾小管。

附录 2
相关学术资讯

Resources for the Reversal Surgeon

　　积极参加相关的学术论坛，可以不断提高外科手术技能、扩大知识储备，并及时了解泌尿外科显微外科和生育领域最新进展和资讯。此外，参加专业协会定期举办的年会，将有机会与男性生殖医学领域及显微外科领域的国际专家进行会面和互动。以下是有关"男科界"论坛及男性生殖与泌尿外科学会（SMRU）的信息，以及一些美国精道复通和男性生殖相关的专业学会的列表。

　　"男科界"论坛

　　多年以来，"男科界"作为在线讨论论坛，由 1 700 多名全球男性生殖医学和外科手术专家组成（https：//www.fertstertdialog.com/rooms/281-androlog.）。"男科界"由 Craig Niederberger 博士和他的团队创建于 1994 年并监管至今，"男科界"一直秉承"实时"资源，便于医生间共享信息，讨论病例，提供临床思路，或者仅仅是为了阅读其他人的评论。

　　男性生殖与泌尿外科学会讨论组

　　这是一个由 Dan Williams 博士率领的在线团队为复通和男性生殖领域提供一个发布问题、讨论有趣且具挑战性案例或问题的新平台。该论坛允许其他人仅回复发件人或整个讨论组。您无须登录即可阅读 SMRU 讨论组上的讯息，但是需要 ASRM 登录后才能回复任何帖子或开始新的讨论。

　　相关学会资源

　　这些学会或机构的信息均来自其当前网站。本书出版后，所提供的信息可能会发生变化，因此，如果您有任何疑问，请在相应网站上查询确认。

　　男性生殖研究协会（SSMR）：是附属于美国泌尿外科协会（AUA）的男性生育专业协会（网址：ssmr.org）。SSMR 会议在 AUA 年会期间举行，就相关领域最新进展展开为期半天的演讲。

© Springer Nature Switzerland AG 2019
S. H. F. Marks, *Vasectomy Reversal*,
https://doi.org/10.1007/978-3-030-00455-2

美国泌尿外科学会（AUA）：是美国及国际上泌尿外科医生的官方学会（网址：www.auanet.org）。AUA 年度国际会议每年都在美国的不同地点举行，吸引来自世界各地的成千上万的泌尿外科医生前来。AUA 开设的教育项目众多，并且全年举行众多专题会议及教育课程。

美国生殖医学学会（ASRM）：美国及国际上人类生殖医学领域最重要的协会（电子邮箱：asrm@asrm.org），每年在美国召开一次年会。尽管会议的大部分内容都是针对女性的生育能力，但还是有一大批男性生殖领域专家参加会议的讲座和课程，当然还包括投递海报和发表演讲。ASRM 也开设众多教育项目。

男性生殖与泌尿外科学会（SMRU）：SMRU 是 ASRM 的男性生殖专业学会，其会员须具备 ASRM 会员资格，SMRU 年度会议与 ASRM 年度国际会议在美国同期举行。

生殖外科医师协会（SRS）：也附属于 ASRM，聚焦于男性和女性生殖医学的外科领域（网址：www.reprodsurgery.org）。

美国男科学会（ASA）：是由临床、实验室和基础科学研究员组成的协会（电子邮箱：info@andrologysociety.org），致力于男性生殖医学的各个方面。ASA 每年在美国召开一次会议，研究人员和临床医生会聚在一起讨论该领域的进展。

美国组织银行协会（AATB）：是从事精子冻存业务人员的协会（网址：www.aatb.org）。

美国泌尿外科委员会（ABU）：该组织负责监督泌尿外科医师的泌尿外科教学及学会认证（网址：www.abu.org）。

美国显微外科培训

在医生的职业生涯中，如果希望提高显微外科技能，明智的做法是寻找并参加显微外科培训课程。尽管全世界有许多精道复通显微外科手术培训项目，但在美国，目前只有两个选择：由 Philip S. Li 教授在纽约康奈尔大学开设的正式培训课程，以及在美国一些医学年度会议上开设的 ASRM 课程。

康奈尔大学显微外科培训及研究项目：目前美国范围内唯一正规的医疗机构体系内的基础及晋级的显微外科培训项目，该课程由 Philip S. Li 教授执教，同时，康奈尔大学的其他教授（包括 Marc Goldstein 教授和 Peter Schlegel 教授）也给予指导。该项目是康奈尔大学纽约长老会医院-威尔医学院 Cornell 生殖医学研究所男性生殖医学和显微外科中心教学的一部分。

ASRM 课程：作为年度大会和众多的年会项目的组成部分，数年来，ASRM 提供了大师级显微外科专业培训课程。查阅 ASRM 的在线会议计划，即可知道未来的一年中是否开设相关培训课程。